Band 14, Heft 2, Juni 1998

Chirurgische Gastroenterologie

mit interdisziplinären Gesprächen

Hauptthema

M. Betzler, Bonn,
R. Schiessel, Wien
(Hrsg.)

Entzündliche Darmerkrankungen

Eingeladene Beiträge
Interdisziplinäres Gespräch

Weitere Rubriken

Originalarbeiten
Minimal invasive Chirurgie
Industrieforum
Buchbesprechungen

KARGER

Basel · Freiburg · Paris · London · New York
New Delhi · Bangkok · Singapore · Tokyo · Sydney

Chirurgische Gastroenterologie
mit interdisziplinären Gesprächen

Band 14, Heft 2, Juni 1998

Bibliographischer Hinweis:

Die Zeitschrift ist in der Excerpta-Medica-Datenbank EMBASE indexiert.

S. Karger · Medical and Scientific Publishers · Basel · Freiburg · Paris · London · New York · New Delhi · Bangkok · Singapore · Tokyo · Sydney

Die Zeitschrift erscheint dreimonatlich: pro Jahr erscheint 1 Band zu je 4 Heften. Bezugspreis für Jahrgang 13, 1997: DEM 195.– / SFr 153,– einschließlich MwSt., zuzüglich Postgebühren. Der Abonnementpreis ist im voraus zahlbar. Das Abonnement der Zeitschrift läuft weiter, wenn es nicht spätestens 4 Wochen vor Abschluß eines Bandes abbestellt wird.

Abonnementbestellungen können bei jeder Buchhandlung oder direkt beim Verlag aufgegeben werden:

Bundesrepublik Deutschland:
S. Karger GmbH,
Lörracher Str. 16 a,
D-79115 Freiburg,
Telefon (07 61) 45 20 70,
Fax (07 61) 4 52 07 14,
Postgiro München
614 40-808

Übrige Länder
S. Karger AG,
Allschwilerstr. 10,
Postfach,
CH-4009 Basel,
Tel. (0 61) 3 06 11 11,
Fax (0 61) 3 06 12 34,
E-Mail Karger@Karger.ch

Anzeigen: S. Karger
Verlag für Medizin und Naturwissenschaften GmbH,
Lörracher Str. 16 a. D-79115 Freiburg, Tel. (07 61) 45 20 70.
Gültig ist die Preisliste Nr. 6 von 1. Januar 1996.

Verlagsleitung und presserechtlich verantwortlich:
Sibylle Hopf
Redaktionsassistenz: Dr. Hannelore Tenckhoff
Anzeigenverwaltung: Christiane Opitz
Produktionsleitung: Georg Brunner

Herstellung: druckhaus köthen GmbH
Friedrichstraße 11/12, D-06366 Köthen/Anhalt

ISBN 3-8055-6669-7

KARGER

© 1998 S. Karger GmbH, Freiburg
Fax (07 61) 4 52 07 14
http://www.karger.ch
Home Page der Zeitschrift: www.karger.com/journals/cga

Chirurgische Gastroenterologie
mit interdisziplinären Gesprächen

Inhalt · Contents

Band 14, Heft 2, Juni 1998 Vol. 14, No. 2, June 1998

KARGER

Fax (07 61) 4 52 07 14
http://www.karger.ch
Artikel (Volltext) und Inhaltsverzeichnisse sowie das vorläufige Inhaltsverzeichnis des nächsten Heftes: www.online.karger.con/journals/cga

Chirurgische Gastroenterologie
mit interdisziplinären Gesprächen

Inhalt · Contents

Band 14, Heft 2, Juni 1998 **Vol. 14, No. 2, June 1998**

KARGER

Fax (0761) 4520714
http://www.karger.ch
Artikel (Volltext) und Inhaltsverzeichnisse sowie das vorläufige Inhaltsverzeichnis des nächsten Heftes: www.online.karger.con/journals/cga

Chirurgische Gastroenterologie
mit interdisziplinären Gesprächen

Editorial

Chir Gastroenterol 1998;14:89

Entzündliche Darmerkrankungen

R. Schiessel, Wien

Das vorliegende Themenheft hat die Zielsetzung, dem vorwiegend chirurgischen Leserkreis der Zeitschrift den letzten Wissensstand auf dem Gebiet der entzündlichen Darmerkrankungen zu vermitteln.

Wenn wir auch nach wie vor sehr wenig über die Pathogenese des Morbus Crohn und der Colitis ulcerosa wissen, so wurden doch im letzten Jahrzent beachtliche Fortschritte in Diagnostik und Therapie erzielt. In der Diagnostik haben eine zunehmende Standardisierung der Biopsietechnik sowie der breite Einsatz endoskopischer und radiologischer Methoden Verbesserungen in der Früh- und Differentialdiagnose erbracht. Die magnetresonanztomographische Untersuchung des kleinen Beckens hat sich zu einem Standardverfahren in der Beurteilung der perinealen Manifestation des Morbus Crohn entwickelt.

Bei der konservativen Therapie haben neue Substanzen bessere Therapiemöglichkeiten geschaffen. Es sind dies einerseits 5-Aminosalizylsäure-Präparationen, die ihre Wirkung nach Bedarf im oberen oder unteren Dünndarm entfalten können, andererseits Kortikoide, die in erster Linie topisch wirken, aber auch immunsuppressive Substanzen wie Cyclosporin und Azathioprin. Die Anwendungsgebiete dieser Pharmaka sind heute weitgehend standardisiert. Wichtig ist auch die Rezidivprophylaxe nach chirurgischer Therapie des Morbus Crohn. Dazu liegen Ergebnisse kontrollierter Studien vor. Neuere Untersuchungen konnten zeigen, daß schon 8 Tage (!) nach Resektion befallener Darmabschnitte neue entzündliche Läsionen im gesunden Darm auftreten, jedoch nur dann, wenn der betreffende Darm mit Darminhalt in Kontakt kommt. Dies bedeutet, daß das unbekannte Agens im Darminhalt zu suchen ist [1].

Ein Drittel der Patienten mit chronisch entzündlichen Darmerkrankungen leidet an extraintestinalen Manifestationen. Gelegentlich stellen sie sogar das Erstsymptom dar. Kenntnisse über diese Manifestationen und deren Behandlung sind außerordentlich wichtig für die Betreuung dieser Patienten.

Die chirurgische Therapie hat sehr unterschiedliche Erfolgsaussichten. Beim Morbus Crohn ist die Chirurgie indiziert zur Behebung von Komplikationen; der Verlauf der Grunderkrankung kann nicht beeinflußt werden. Bei der Colitis ulcerosa führt die Entfernung des Kolons immer zur Heilung der Kolitis. Durch die Pouchoperation können die Folgen der Kolonentfernung erträglich gemacht werden.

Der Einsatz chirurgischer Verfahren sollte interdisziplinär gemeinsam mit dem Patienten geplant werden. Hier darf allerdings der Zeitfaktor nicht außer acht gelassen werden. Die Chirurgie als ultima ratio sollte der Vergangenheit angehören.

Literatur

1 D'Haens GR, Geboes K, Peeters M, Baert F, Penninckx F, Rutgeerts P: Early lesions of recurrent Crohn's disease caused by infusion of intestinal contents in excluded ileum. Gastroenterology 1998;114:262–267.

Univ.-Prof. Dr. R. Schiessel
Chirurgische Abteilung
Donauspital/Sozialmedizinisches Zentrum Ost
Langobardenstraße 122
A-1220 Wien

Chirurgische Gastroenterologie
mit interdisziplinären Gesprächen

Hauptthema · Main Theme

Chir Gastroenterol 1998;14:90–96

G. Oberhuber

Klinisches Institut für Klinische Pathologie, Allgemeines Krankenhaus, Universität Wien, Österreich

Histologie der chronisch entzündlichen Darmerkrankungen: Implikationen für die klinische Diagnostik

Schlüsselwörter
Entzündliche Darmerkrankungen: Morbus Crohn, Colitis ulcerosa, Histologie, Dysplasie

Zusammenfassung
Die Histopathologie nimmt eine wesentliche Stellung in der Differentialdiagnostik der Kolitiden ein und kann in 80% der Fälle chronische Kolitiden bereits primär eindeutig zuordnen. Das wichtigste histologische Kriterium einer chronisch entzündlichen Darmerkrankung ist der Schleimhautumbau, welcher durch eine veränderte Kryptenarchitektur charakterisiert ist. Das Entzündungszellinfiltrat ist bei chronisch entzündlichen Darmerkrankungen dichter als bei infektiösen Kolitiden und besteht aus Plasmazellen, Lymphozyten, Makrophagen und Granulozyten. Die Verteilung der befallenen Areale macht die Differentialdiagnose zwischen Morbus Crohn und Colitis ulcerosa möglich. Der Morbus Crohn ist zumeist segmental und kann alle Abschnitte des Gastrointestinaltraktes befallen. Die Colitis ulcerosa tritt ausschließlich am Kolon auf. Sie beginnt im Rektum und befällt das Kolon kontinuierlich, wobei sie unterschiedlich weit nach oral reichen kann. Bei langjährigem Verlauf einer chronischen entzündlichen Darmerkrankung können sich Dysplasien und Karzinome entwikkeln, die durch regelmäßige endoskopische und bioptische Kontrolle identifziert werden müssen.

Key Words
Inflammatory bowel diseases: Crohn's disease, ulcerative colitis, histology, dysplasia

Summary
The histopathological evaluation of mucosal biopsies is an important procedure in the diagnosis of inflammatory bowel disease. It is possible to obtain a primary diagnosis in 80% of cases with chronic colitis. In histology, the most important criterion for inflammatory bowel disease is crypt distortion. The inflammatory infiltrate is more dense in inflammatory bowel disease when compared with other forms of colitis and consists of plasma cells, lymphocytes, macrophages, and granulocytes. The pattern of involved areas in the gastrointestinal tract allows a differentiation of Crohn's disease and ulcerative colitis. Crohn's disease is in most cases a segmental disease, and any part of the gastrointestinal tract may be affected. In contrast, ulcerative colitis is a disease of the large intestine. It almost invariably involves the rectum and spreads proximally in continuity into the proximal colon. Inflammatory bowel disease can be complicated by the development of dysplasia and carcinoma. Both of them are identified by regular endoscopy with biopsy.

Die Pathologie nimmt eine wesentliche Stellung in der Differentialdiagnostik der Kolitiden ein. Das Ergebnis der histologischen Untersuchung beeinflußt das weitere therapeutische und diagnostische Vorgehen bei Patienten mit Verdacht auf eine chronisch entzündliche Darmerkrankung. Während noch vor wenigen Jahren nur die beiden chronisch entzündlichen Darmerkrankungen Colitis ulcerosa und Morbus Crohn voneinander unterschieden werden mußten, hat der häufige und frühe Einsatz der Endoskopie die differentialdiagnostische Palette stark erweitert (Tab. 1). Voraussetzungen für eine sichere Diagnostik sind eine gute Ausbildung und Erfahrung des Pathologen sowie eine richtige Biopsietechnik. Sind diese Bedingungen erfüllt, so können akute selbstlimitierende Kolitiden in über 90% der Fälle und chronische Kolitiden in 80% bereits primär eindeutig diagnostiziert werden [1].

KARGER

Fax (07 61) 4 52 07 14
www.karger.com
This article is accessible online at: http://BioMedNet.com/karger

Dr. Georg Oberhuber
Klinisches Institut für Klinische Pathologie
Allgemeines Krankenhaus
Universität Wien
Währinger Gürtel 18–20
A-1090 Wien

Tab. 1. Kolitisformen

Chronisch entzündliche Darmerkrankungen
Morbus Crohn
Colitis ulcerosa
Kolitiden mit unbekannter Ätiologie
Kollagene Kolitis
Mikroskopische Kolitis
Kolitiden mit bekannter Ätiologie
Infektiöse Kolitiden (Bakterien, Viren, Parasiten)
Medikamentös induzierte Kolitiden (z. B. Gold, nichtsteroidale Antirheumatika)
Radiogene Kolitis
Ischämische Kolitis
Diversionskolitis
Pseudomembranöse Kolitis

Differentialdiagnose Colitis ulcerosa – Morbus Crohn

Topographie

Die Colitis ulcerosa beginnt im Rektum und steigt nach oral auf. In etwa 1–4% der Fälle [2–4] zeigt der Morbus Crohn eine der Colitis ulcerosa vergleichbare Ausbreitung (ausschließlicher, diffuser Befall von Sigma und/oder Rektum) und bietet so hohe differentialdiagnostische Schwierigkeiten. In der Regel jedoch befällt der Morbus Crohn verschiedene Regionen des Gastrointestinaltraktes vom Anus bis zur Mundhöhle. Dieser Unterschied beeinflußt auch die Biopsietechnik. Es müssen alle, auch endoskopisch unauffällige (cave mikroskopischer Befall!) Regionen des Kolons und das terminale Ileum biopsiert und als getrennte Proben eingesandt werden, so daß die Topographie der Entzündung histologisch nachvollzogen werden kann. Besonders bewährt hat sich auch eine Untersuchung des oberen Gastrointestinaltraktes (Duodenum, Magen) im Rahmen der Primärabklärung, da hier häufig Läsionen bei Morbus Crohn, nicht jedoch bei Colitis ulcerosa [5] gefunden werden, die die Diagnose sichern helfen.

Wenn Patienten mit Colitis ulcerosa eine lokale rektale Therapie (Klysmen) erhalten, muß dies vom Untersucher angegeben werden. In solchen Fällen kann eine komplette Remission im Rektum einen weiter oral liegenden Beginn der Kolitis vortäuschen. Da das Rektum bei Colitis ulcerosa immer, mit der Ausnahme der sehr seltenen sogenannten «rectum sparing colitis» [6, 7], befallen sein muß, könnte durch die Therapie ein Morbus Crohn vorgetäuscht werden.

Ausbreitung

Die Colitis ulcerosa ist ein kontinuierlicher Entzündungsprozeß. Das bedeutet, daß in der befallenen Region (z. B. linke Kolonhälfte) alle Gewebeproben vergleichbare histologische Veränderungen bieten. Im Gegensatz dazu ist die Entzündung bei Morbus Crohn diskontinuierlich. Das heißt, daß bei einem Befall des Kolons neben erkrankten Arealen auch gesunde Bezirke histologisch identifizierbar sind. Bioptisch müssen daher nicht nur Ulkusgrund- und -randanteile erfaßt werden; von zentraler Bedeutung ist es auch, ulkusferne Schleimhaut zu biopsieren, vor allem aus endoskopisch unauffälligen Bezirken. Findet man z. B. in der Fraktion aus dem Colon transversum eine kontinuierliche Entzündung, im Sigma einzelne histologisch unauffällige Biopsate und im Rektum wiederum eine kontinuierliche Entzündung, so kann die Diagnose Morbus Crohn aufgrund des Befallmusters (nichtbefallene Bezirke im Sigma) gestellt werden. Auch bei scheinbarem ausschließlichem Befall des Sigmas und des Rektums kann eine konsequente Entnahme von Biopsaten aus den restlichen Kolonregionen zur Diagnose Morbus Crohn führen, wenn mikroskopisch kleine fokale Entzündungsherde histologisch nachgewiesen werden.

Pseudopolypen imponieren histologisch als völlig unauffällige Schleimhaut oder Schleimhautfalte, auch wenn die angrenzende Kolonschleimhaut befallen ist. Werden diese bei einer Colitis ulcerosa mitbiopsiert, so muß dies auf dem Einsendeschein angegeben werden, da sie eine diskontinuierliche Entzündung vortäuschen können.

Schleimhautumbau

Das wichtigste histologische Kriterium bei entzündlichen Darmerkrankungen ist der Schleimhautumbau (Abb. 1). Das bedeutet, daß die normale Kryptenarchitektur nicht mehr erhalten ist. Die

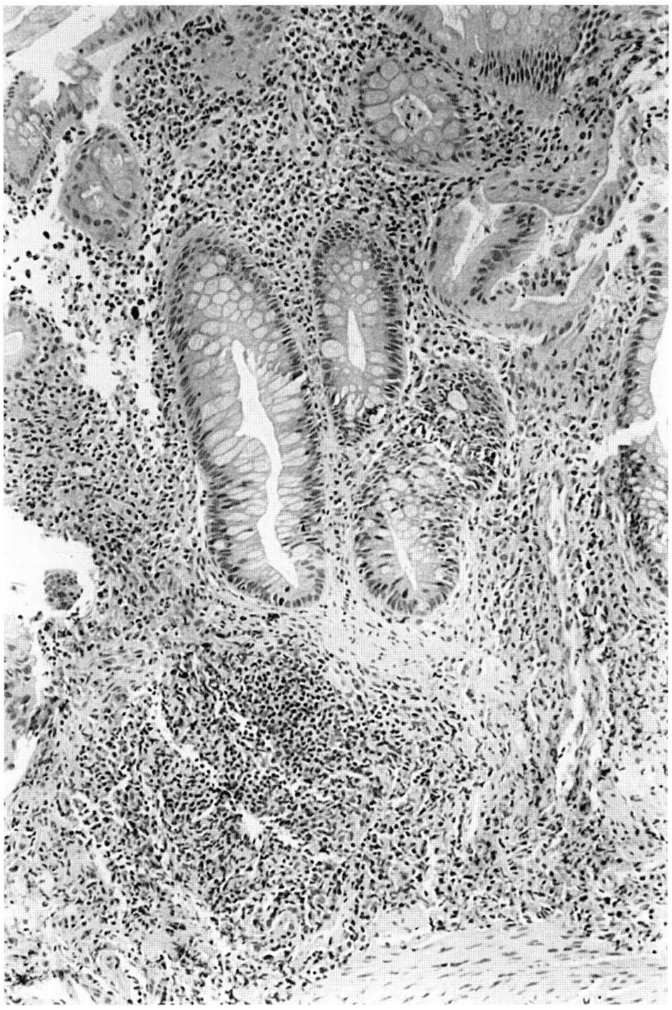

Abb. 1. Colitis ulcerosa mit typischem Umbau der Kolonschleimhaut mit verlängerten, irregulär gelagerten Krypten. HE, Originalvergrößerung ×300.

Krypten sind zumeist verlängert, torquiert, verzweigt und reichen oft nicht bis an die Muscularis mucosae heran. Bei der Colitis ulcerosa im aktiven Stadium ist dieser Schleimhautumbau kontinuierlich in allen Biopsaten aus den befallenen Regionen nachweisbar. In der Remissionsphase findet man häufig eine atrophe, ebenfalls umgebaute Schleimhaut. Die Krypten sind dann verkürzt und verzweigt. Es gibt jedoch auch Patienten, bei denen die Schleimhaut in der Remissionsphase vollkommen normal ist. Bei Morbus-Crohn-Patienten ist der Schleimhautumbau selten kontinuierlich. Zumeist läßt er sich nur in einigen Biopsaten beobachten. Charakteristisch für den Morbus Crohn ist außerdem eine fokale Entzündung. Wird jedoch ausschließlich eine fokale Entzündung ohne Architekturstörung nachgewiesen, so sollte die Diagnose eines Morbus Crohn nicht definitiv gestellt werden (außer bei histologisch bewiesenem Befall anderer Regionen).
Der Schleimhautumbau ist das histologische Zeichen eines chronischen Reparationsprozesses. Ähnliche histologische Bilder kann man daher auch im Randbereich von Ulzera (z.B. bei chronischer ischämischer Kolitis) finden. Für die histologische Diagnose ist es daher wichtig zu wissen, woher das Biopsat stammt. Während ein Schleimhautumbau in einer ulkusfernen Region die Diagnose für eine chronisch entzündliche Darmerkrankung sichert, ist dieselbe Veränderung im Ulkusrandbereich diagnostisch bedeutungslos.

Entzündungsmuster

Die Colitis ulcerosa ist in ihrer aktiven Phase durch eine dichte kontinuierliche Entzündung der Lamina propria charakterisiert. Im Vordergrund stehen Plasmazellen [8, 9] (sog. lymphoplasmazelluläre Obliteration der Lamina propria). Bedeutsam ist auch die Infiltration durch neutrophile Granulozyten, die zum Teil das Epithel destruieren und Kryptenabszesse bilden können. Kryptenabszesse stellen kein diagnostisches Merkmal für eine Colitis ulcerosa dar, da sie auch bei Morbus Crohn und infektiösen Kolitiden gefunden werden. In der Remissionsphase der Colitis ulcerosa ist die Lamina propria fibrosiert fast entzündungsfrei. Bei Patienten mit Morbus Crohn kann zumindest in einem Teil der Biopsate ein ähnliches histologisches Bild wie bei einer aktiven Colitis ulcerosa vorliegen. Zusätzlich imponiert diese Erkrankung mit einer fokalen Entzündung. Häufig werden nur einzelne Krypten befallen. Dann liegt eine kreisförmige perikryptale Infiltration der Lamina propria vor. Das Infiltrat besteht aus Epitheloidzellen, Lymphozyten und häufig aus Granulozyten. Die zentral gelegene Krypte ist entweder partiell oder vollkommen zerstört (Abb. 2). Endoskopisch können diese Läsionen nicht gesehen werden. Obwohl dieses histologische Bild, wenn auch selten, bei infektiösen Kolitiden vorkommen kann, ist es hochverdächtig auf das Vorliegen eines Morbus Crohn. Bei infektiösen Kolitiden, die häufig fokal betont sind, besteht das Infiltrat im Gegensatz zum Morbus Crohn vor allem aus Granulozyten.

Becherzellverlust

Dieses Phänomen wird häufig als wichtiges Kriterium für die Diagnose einer Colitis ulcerosa angegeben. Es ist jedoch unspezifisch und kann auch bei Morbus Crohn, infektiösen Kolitiden und gesunden (vorbereitungsbedingt) Patienten gefunden werden [9].

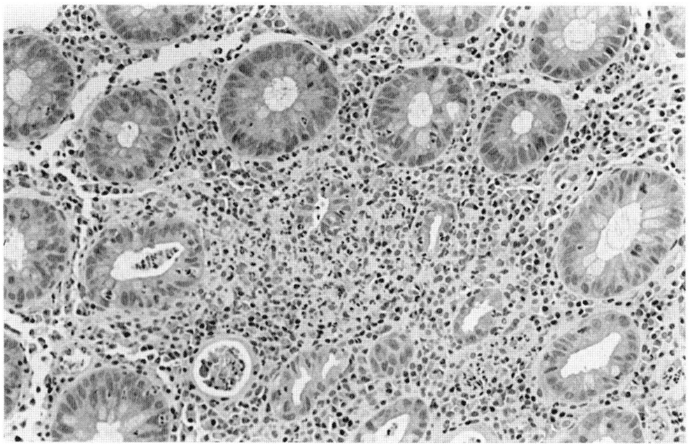

Abb. 2. Morbus Crohn des Kolons. Histologisches Bild der fokalen Kolitis. HE, Originalvergrößerung ×400.

Granulome

Granulome wurden lange Zeit als *das* diagnostische Zeichen des Morbus Crohn angesehen. Obwohl sie ein wichtiges diagnostisches Merkmal sind, findet man sie nur bei etwa 20% der Patienten mit Morbus Crohn. In bis zu 5% der Fälle können sie auch bei Colitis ulcerosa gefunden werden [9]. Hier handelt es sich jedoch um Fremdkörpergranulome, die sich histologisch von Crohn-Granulomen zumeist unterscheiden. Letzere sind lymphozytenreich und ersetzen häufig zugrundegegangene Krypten. Die wichtigsten Differentialdiagnosen bei granulomatöser Kolitis sind die Tuberkulose und die Yersiniose.

Entzündungstiefe

Bei der Colitis ulcerosa ist die Entzündung auf die Mukosa (Ausnahme: Lymphfollikel in der Submukosa) beschränkt. Die Entzündung bei Morbus Crohn ist transmural, das heißt, in allen Wandschichten können entzündliche Infiltrate gefunden werden. Diagnostisch für einen Morbus Crohn sind lymphatische Aggregate, die am Übergang Muscularis propria/Subserosa gefunden werden können und häufig perlschnurartig aufgereit sind. Oft folgen diese Aggregate auch Gefäßen in die Subserosa.
In Resektaten bietet die Differentialdiagnose Morbus Crohn – Colitis ulcerosa nur in Fällen mit einem perakuten Verlauf der Erkrankung diagnostische Probleme, da aufgrund ausgedehnter, tiefer Ulzera auch bei Colitis-ulcerosa-Fällen eine transmurale Entzündung vorgetäuscht werden kann. In 10–20% dieser Fälle mit perakutem Verlauf kann die Kolitis dann nicht sicher klassifiziert werden («indeterminate colitis») [10], so daß die richtige Diagnose erst im Follow-up gestellt wird.

Ulkustypen

Während die Ulzera bei Colitis ulcerosa groß und seicht sind, findet man bei Morbus Crohn fissurale Läsionen und/oder kleine bizarre Ulzera. Diese diagnostischen Kriterien lassen sich jedoch nur endoskopisch oder in Kolektomiepräparaten beurteilen.

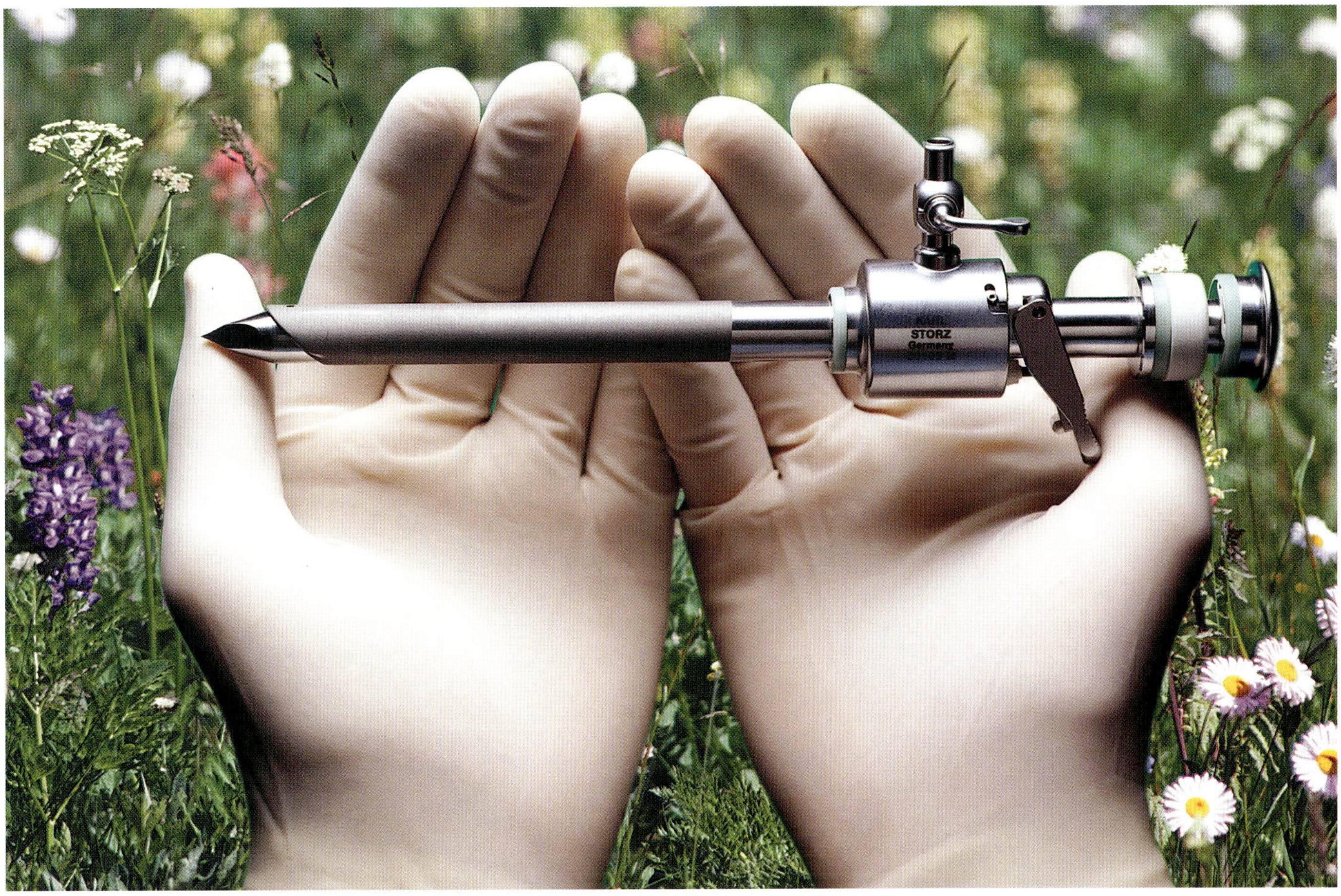

KARL
STORZ
Germany

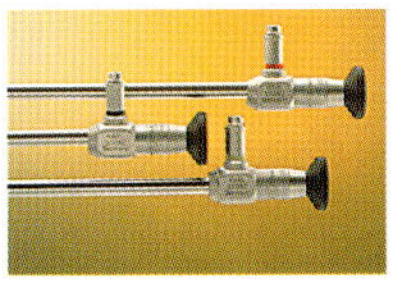

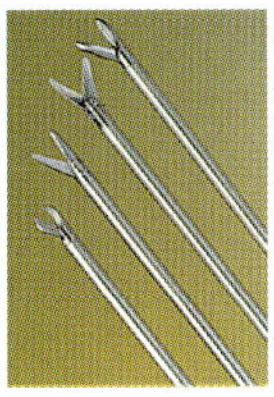

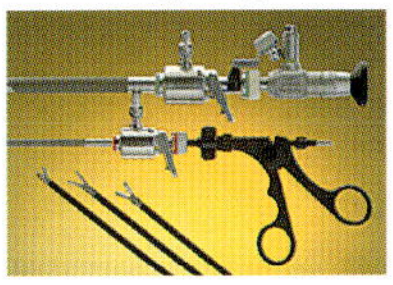

Chirurgische Gastroenterologie
mit interdisziplinären Gesprächen

Hauptthema · Main Theme

Chir Gastroenterol 1998;14:98–103

F. Autschbach
H. F. Otto

Pathologisches Institut der Universität Heidelberg

Pathogenese von Morbus Crohn und Colitis ulcerosa

Schlüsselwörter
Chronisch entzündliche Darmerkrankungen: Morbus Crohn, Colitis ulcerosa

Zusammenfassung
Die idiopathischen chronisch entzündlichen Darmerkrankungen Morbus Crohn und Colitis ulcerosa sind hinsichtlich ihrer Ätiologie nach wie vor ungeklärt. Es häufen sich aber experimentelle Daten, die eine möglicherweise genetisch determinierte Störung der intestinalen Immunregulation als einen wichtigen Pathogenesefaktor vermuten lassen. Dies beinhaltet wahrscheinlich eine Beeinträchtigung lokaler Toleranzmechanismen gegenüber luminären Antigenen einschließlich Komponenten der physiologischen bakteriellen Darmflora. Bei der Entstehung, Chronifizierung und individuellen Ausprägung der Entzündung spielen zelluläre Interaktionen unter Beteiligung von pro- und kontraentzündlichen Mediatoren eine wichtige Rolle. In dieser Arbeit werden einige Aspekte zur Immunpathogenese der chronisch entzündlichen Darmerkrankungen dargestellt.

Key Words
Chronic inflammatory bowel diseases: Crohn's disease, ulcerative colitis

Summary
The aetiology of Crohn's disease and ulcerative colitis, collectively termed as idiopathic chronic inflammatory bowel diseases, remains unclear at present. However, experimental data accumulate which suggest that a disturbance in intestinal immunoregulation constitutes an important pathogenetic factor, probably on a genetic background. An impairment of local tolerance to luminal antigens including components of the physiologic intestinal bacterial flora seems to be involved. Cellular interactions influenced by pro- and contrainflammatory mediators play an important role for the development, chronicity and severity of the inflammatory process. In this work, some aspects concerning the immunopathogenesis of chronic inflammatory bowel diseases are presented.

Einleitung

Die Ätiologie der idiopathischen chronisch entzündlichen Darmerkrankungen (CED) Morbus Crohn (MC) und Colitis ulcerosa (CU) ist bislang weitgehend ungeklärt. Eine hohe Inzidenz dieser Erkrankungen findet sich besonders in den hochindustrialisierten Staaten Westeuropas, Skandinaviens und den USA mit insgesamt steigender Tendenz. Wenngleich möglicherweise ein definierter initiierender Kausalfaktor für jede dieser Erkrankungen existiert, sprechen zahlreiche Ergebnisse für eine multifaktorielle Genese, wobei neben exogenen Umweltfaktoren genetische und immunologische Faktoren eine Rolle in der Pathogenese spielen. Ein möglicher infektiöser Erreger konnte trotz intensiver Forschungsarbeiten bisher nicht definitiv identifiziert werden. Gesichert ist eine genetische Prädisposition mit gehäuftem familiärem Auftreten bei der Erkrankungen [1], wobei offenbar genetische Unterschiede zwischen MC und CU bestehen. Die Krankheitsempfänglichkeit («Suszeptibilität») scheint insbesondere bei Patienten mit CU durch Gene des Haupthistokompatibilitätskomplexes (HLA-Region) beeinflußt zu werden [2]. Bezüglich einer zunächst berichteten Assoziation speziell mit dem HLA-DR2-Allel existieren mittlerweile auch widersprüchliche Daten [2]. Ein prominenter Suszeptibilitäts-Locus für MC wurde kürzlich auf Chromosom 16 identifiziert [3].

Auf der Gewebsebene manifestieren sich beide Erkrankungen in Form einer lymphozytär geprägten chronisch destruierenden Entzündung. Was auch immer der initiale Auslöser hierfür sein mag, es häufen sich experimentelle Daten, die eine Störung der intestinalen Immunregulation als wichtigen Pathogenesefaktor vermuten lassen. Dies beinhaltet wahrscheinlich eine Beeinträchtigung loka-

KARGER

Fax (07 61) 4 52 07 14
www.karger.com
This article is accessible online at: http://BioMedNet.com/karger

Dr. Frank Autschbach
Pathologisches Institut
Universität Heidelberg
Im Neuenheimer Feld 220/221
D-69120 Heidelberg

ler Toleranzmechanismen gegenüber luminären Antigenen einschließlich Komponenten der physiologischen bakteriellen Darmflora. In der Pathophysiologie der Entzündung spielen hierbei Zell-Zell-Interaktionen mittels pro- und kontraentzündlicher Mediatoren eine wichtige Rolle. Im folgenden werden einige Aspekte zur lokalen Immunaktivierung bei der Pathogenese der CED dargestellt.

Tolerogener Funktionsstatus intestinaler immunkompetenter Zellen

Das mukosaassoziierte zelluläre Immunsystem des Darmes steht in seiner Funktion als immunologische Schleimhautbarriere in ständiger Auseinandersetzung mit einer Vielzahl von exogenen Nahrungsmittelantigenen und Komponenten der bakteriellen Mikroflora. Trotz der permanenten Antigenbelastung kommt es hierbei in der Regel nicht zur Entstehung lokaler und systemischer Immunantworten. Die protektive mukosale Immunität wird ganz wesentlich über lokale sekretorische Immunglobulin(Ig)A-Antikörper vermittelt, deren Produktion wiederum unter dem Einfluß intestinaler T-Zellen steht, welche eine entscheidende Rolle bei der lokalen Immunregulation spielen [4]. Experimentelle Studien zeigen nun, daß T-Zellen der intestinalen Lamina propria (LP-T) im Vergleich zu normalen peripheren Blutlymphozyten (PB-T) einen ganz besonderen Funktionsstatus aufweisen. Im Primatenmodell einer Lymphogranuloma-venereum-Proktitis wurde gezeigt, daß mukosale T-Zellen auf antigenspezifische Triggerung interessanterweise nicht mit Proliferation reagieren, allerdings B-Zell-Hilfe zur Ig-Produktion leisten können [5]. Auch isolierte humane LP-T zeigen im Vergleich zu PB-T eine gehemmte proliferative Antwort und Störungen der intrazellulären Signaltransduktion, wenn sie mittels monoklonaler Antikörper über den T-Zell-Antigenrezeptor-/CD3-Komplex (TCR/CD3) stimuliert werden [6–8]. Bemerkenswerterweise kann gleichzeitig eine vergleichsweise überaktive Proliferationsantwort in diesen Zellen über alternative Rezeptoren wie CD2 oder CD28 induziert werden [7, 8]. Auch die Sekretion von regulatorischen Zytokinen wie Interleukin(IL)-2, IL-4, IL-5 und IL-10 kann in diesen Zellen bevorzugt über CD2 induziert werden [9, 10]. Offenbar ist somit der Antigenrezeptor-abhängige Aktivierungsweg in LP-T präferentiell herunterreguliert, was den Sinn haben könnte, unerwünschte proliferative und präinflammatorische Reaktionen lokaler T-Zellen gegenüber luminären Antigenen zu vermeiden.

Die Herstellung eines solchen «tolerogenen» Funktionsstatus steht unter dem Einfluß lokaler Milieufaktoren. Hierbei spielen zum einen noch nicht näher charakterisierte niedermolekulare Nicht-Proteinmoleküle mit oxidativen Eigenschaften eine Rolle [8, 11]. Zum zweiten scheint eine verminderte kostimulatorische Funktion immunakzessorischer monozytoider Zellen/Darmmakrophagen vorzuliegen. Diese Zellen zeigen im Gegensatz zu peripheren Blutmakrophagen eine sehr niedrige Expression kostimulatorisch relevanter Adhäsionsmoleküle wie z.B. CD54, CD58 und CD80, was vermutlich die Vermittlung wichtiger Progressionssignale, die für antigenspezifische Immunreaktionen benötigt werden, beeinträchtigt [11, 12]. Drittens spielen immunregulatorische Zytokine wahrscheinlich eine Rolle bei der Etablierung eines hyporesponsiven Immunstatus im Darm. Hierbei könnten insbesondere kontraentzündliche und proliferationshemmende Zytokine wie IL-10, IL-1-Rezeptorantagonist (IL-1ra), Transforming growth factor β (TGF-β), IL-4 und IL-13 von Bedeutung sein. Eine Rolle von TGF-β und IL-4 bei der Induktion von IgA wurde im Tiermodell recht ausführlich untersucht [13]. Im Humansystem existieren insgesamt noch widersprüchliche Befunde, die zum Teil eine Expression solcher Zytokine bzw. der hierfür kodierenden mRNA (PCR-Studien) im Normaldarm aufzeigen [14–17]. Die potentielle Relevanz regulatorischer Zytokine im mukosalen Mikromilieu wird durch Untersuchungen an Zytokin(IL-2, IL-10)-defizienten transgenen Mäusen unterstrichen, die spontan CED entwickeln [18, 19]. Offenbar ist eine ausgewogene Balance zwischen aktivierenden und downregulierenden Mediatoren von großer Bedeutung.

Intestinale Immunaktivierung bei chronisch entzündlichen Darmerkrankungen

Experimentell häufen sich die Hinweise, daß einer, wahrscheinlich genetisch determinierten, Störung der Immuntoleranz eine wichtige Rolle in der Pathogenese der CED zukommt. Neuere Daten zeigen, daß die im Normaldarm experimentell nachweisbare Downregulation der T-Zell-Rezeptor-abhängigen Aktivierung von LP-T bei CED teilweise aufgehoben ist [20], was eine Veränderung des toleranzbegünstigenden, nichtreaktiven Funktionsstatus dieser Zellen anzeigt. Untersuchungen von Duchmann et al. [21] legen nahe, daß diese veränderte Funktionslage bei CED insbesondere eine abnorme Reaktivität gegenüber Antigenen kommensaler Bakterien einschließt und somit eine Störung der T-Zell-Toleranz gegenüber der autologen bakteriellen Mikroflora im Darm vorliegt. Auch B-Zell-Funktionen sind in diesem Kontext verändert, wobei insbesondere beim MC vermehrt mukosale IgG-Antikörper gegen Bakterien der normalen Flora gefunden wurden [22]. Hierzu paßt die klinische Erfahrung, daß speziell beim MC die Ausschaltung des Fäkalstromes eine Remission bewirken kann. In diesem Zusammenhang ist interessant, daß die obengenannten Zytokin-knockout-Mäuse keine entzündliche Darmerkrankung entwickeln, wenn sie in keimfreier Umgebung gehalten werden.

T-Zellen

Auf zellulärer Ebene exprimieren intestinale T-Zellen im entzündeten Darm vermehrt Aktivierungsmarker wie z.B. den IL-2Rα [23], der als löslicher IL-2R auch im Serum erkrankter Patienten korrelierend zum Entzündungsgrad in vermehrter Menge nachweisbar ist. Insbesondere bei MC wurden ebenfalls gesteigerte Level von IL-2-mRNA in Mukosabiopsien gemessen [24]. Untersuchungen zur T-Zell-Klonalität erbrachten bislang mehrheitlich ein polyklonales Muster, wenngleich in einigen Studien eine Präferenz bestimmter Klone (z.B. Vβ8 bei MC) berichtet wurde [25, 26], was möglicherweise auch eine Selektion durch Stimulation mittels bakterieller sogenannter Superantigene anzeigt. Mittels Immunhistologie und In-situ-Hybridisierung konnten wir zeigen, daß T-Zellen im entzündeten Darm bei MC in situ vermehrt Proliferationsmarker exprimieren und daß Entzündungszellen neben IL-2 verstärkt Interferon(IFN)-γ-mRNA in situ produzieren [27]. Dieses Zytokin ist ein starker Makrophagenaktivator und liefert durch Aktivierung solcher Zellen vermutlich einen entscheidenden Beitrag zur Amplifikation der lokalen Immunkaskade. Weitere IFN-γ-Wirkungen beinhalten die Induktion von HLA-Klasse-II-Antigenen auf Entzündungszellen und Epithelien sowie direkte epithelschädigende Effekte mit Entwicklung einer Permeabilitätsstörung [28]. Bei der Induktion der T-Zell-Produktion von IFN-γ ist vermutlich von Makrophagen sezerniertes IL-12 beteiligt [29].

Makrophagen, proinflammatorische Zytokine und Adhäsionsmoleküle

Makrophagen, aber auch neutrophile Granulozyten, sind die wesentlichsten Produzenten proinflammatorischer Zytokine wie IL-1β, Tumor-Nekrose-Faktor(TNF)-α, IL-6 und IL-8, deren gesteigerte lokale Expression bei MC und CU durch zahlreiche Studien unter Einbeziehung auch eigener In-situ-Ergebnisse [27, 30] gut belegt ist. Diese Zytokine vermitteln zahlreiche Effekte, die für die formale Pathogenese der Entzündung und der entzündlichen Gewebsläsionen ausschlaggebend sind. Dies beinhaltet die weitere Aktivierung von T- und B-Zellen sowie chemotaktische Wirkungen, Veränderungen der Gefäßpermeabilität, die lokale Synthese von Prostaglandinen und Leukotrienen sowie von Sauerstoffradikalen und Stickoxiden, die Aktivierung von Enzymen wie Kollagenasen und Phospholipase A sowie die Induktion der hepatischen Akute-Phase-Reaktion, von Fieber und Gewichtsverlust. Insbesondere die durch einige dieser Zytokine vermittelte Induktion von Adhäsionsmolekülen wie z. B. ICAM-1 (CD54) und Selektinen (CD62E, CD62P) auf Endothelien, die bei CED ebenfalls gut belegt ist [31, 32], bewirkt eine starke Amplifikation der Entzündungskaskade, da Leukozyten im peripheren Blut nach Bindung an diese Moleküle über entsprechende Liganden aus dem Gefäß in das Interstitium emigrieren und so den Influx neuer Entzündungszellen bewirken. Es existieren Hinweise, daß gewebsschädigende Effekte wie etwa die lokale Produktion von Sauerstoffradikalen bevorzugt durch solche frisch ins Gewebe rekrutierten Zellen getragen werden [33], so daß eine Inhibition der Extravasation durch Blockade von Adhäsionsmolekülen einen wichtigen Therapieansatz für die Zukunft darstellt. Die Expression solcher Liganden (z. B. CD54) ist auch auf den Entzündungszellen selbst gesteigert [32, 34], was die kostimulatorische Aktivität entzündlicher Makrophagen und somit die abnorme Reaktivität lokaler T-Zellen bei CED vermutlich verstärkt.

Endothelien

Neben der durch Endothelien vermittelten Rekrutierung von Entzündungszellen in das Gewebe durch Hochregulation von Adhäsionsmolekülen (s. oben) wird von einigen Autoren auch eine primär pathogenetische Rolle des Endothels beim MC diskutiert. Die Gewebsläsionen beim MC werden hierbei als ischämische Folgeerscheinung einer primär vaskulitischen entzündlichen Läsion gedeutet, wobei eine persistierende Masernvirusinfektion des Endothels als Ursache vermutet wird [35]. Diese Befunde bedürfen der weiteren Absicherung. Eigene Daten legen nahe, daß eine Endothelzellschädigung ein signifikantes Merkmal der CU darstellt [36].

B-Zellen

Im Rahmen der immunologischen Aktivierung ist die lokale Produktion von Ig durch intestinale B-Zellen bei CED gesteigert. Anstelle von IgA- werden vermehrt IgG-Antikörper produziert, wobei bei der CU bevorzugt IgG1 erhöht ist, beim MC hingegen IgG1 und IgG2 vorkommen [37]. Bei der CU finden sich vergleichsweise vermehrt Autoantikörper, insbesondere gegen Neutrophile (pANCA) sowie gegen Kolonepithelzellen. Hierbei wurden gewebsgebundene IgG1-Autoantikörper gegen ein 40-kD-Protein nachgewiesen, dessen Expression im Darm auf das Kolonepithel beschränkt ist (stärkste Expression im Rektum) und als putatives Autoantigen der CU in Frage kommt. Das Molekül gehört vermutlich zur Familie der Tropomyosine [38]. Eine Bindung von IgG1 am Kolonepithel lateroapikal im Verein mit Komponenten des terminalen Komplementkomplexes wurde bei CU in Kolokalisation mit dem 40-kD-Antigen immunhistologisch nachgewiesen [39].

Differentielle Immunaktivierung bei chronisch entzündlichen Darmerkrankungen

Im Vergleich zwischen CU und MC spielen antikörpervermittelte Autoimmunphänomene bei der CU somit eine besondere Rolle, was auch durch die Assoziation mit weiteren Autoimmunerkrankungen wie der primären biliären Zirrhose unterstrichen wird. In diesem Zusammenhang existieren Hinweise, daß auch auf der Ebene immunregulatorischer Zytokine möglicherweise Unterschiede im Reaktionsmuster zwischen MC und CU bestehen. Die Immunantwort bei MC zeigt Charakteristika einer T-Zell-vermittelten Hypersensitivitätsreaktion vom verzögerten Typ, wobei bevorzugt sogenannte T-Helfer-1-Zytokine wie IFN-γ, IL-2 und IL-12 von den Entzündungszellen exprimiert werden, wie auch eigene Daten zeigen [27, 29, 40]. Demgegenüber spielen bei der CU B-Zell-stimulierende sogenannte T-Helfer-2-Zytokine wie IL-4, IL-5 und IL-10 möglicherweise eine stärkere Rolle, wobei die Daten allerdings widersprüchlich sind. Von den T-Helfer-1-Zytokinen scheinen zumindest IL-2 und IL-12 bei der CU relativ gering exprimiert zu sein [24]. IL-10 wurde auf RNA-Ebene teils bei beiden Erkrankungen als erhöht beschrieben, teils bei der CU erniedrigt gefunden [14, 41], während IL-4 häufig gar nicht nachweisbar ist. Auf Proteinebene ist auch IL-10 oft nicht bzw. erst nach Stimulation, z. B. mit Pokeweed-Mitogen, nachweisbar [42]. Eine spontan verstärkte Herstellung von IL-5-Protein durch isolierte LP-T wurde in einer vergleichenden Studie bei CU, nicht jedoch bei MC gefunden [43]. Andererseits wurde eine Produktion von IL-5-mRNA durch eosinophile Granulozyten als Merkmal von Frührezidiven

des MC nach Operationen beschrieben [44]. Angesichts dieser teils divergierenden Befunde wären weitere Bestimmungen der In-vivo-Expression auf RNA- und Proteinebene, möglichst unter Einbeziehung direkter In-situ-Verfahren am Gewebsschnitt, wünschenswert.

Kontrainflammatorische Mediatoren

Den T-Zell-stimulierenden und proinflammatorischen Zytokinen stehen im intestinalen Mikromilieu kontraentzündliche Mediatoren gegenüber, deren Aktivitäten das Entzündungsgeschehen beeinflussen. Dem IL-1 als proinflammatorischem Schlüsselmediator steht auf Gewebsebene insbesondere die lokale Aktivität eines natürlichen IL-1-Rezeptor-Antagonisten (IL-1ra) gegenüber. IL-1ra ist ein bevorzugt von Makrophagen produziertes 22-kD-Glykoprotein, welches als kompetitiver Inhibitor von IL-1 um die Bindung an den Rezeptor konkurriert. Hierbei ist das Verhältnis von IL-1ra zu IL-1 bei CED im Vergleich zum Normaldarm charakteristischerweise erniedrigt, was eine relativ zu geringe kontraentzündliche Aktivität dieses Mediators impliziert [45]. Es existieren genetische Befunde, die eine Korrelation der Suszeptibilität für CU mit Allelen des IL-1ra beschreiben [46].

Zytokine wie IL-4 und IL-10 induzieren die Expression von IL-1ra und sind in der Lage, proinflammatorische Zytokine (IL-1, TNF-α u. a.) herunterzuregulieren. Sie wirken somit kontrainflammatorisch, induzieren allerdings B-Zellen zur Immunglobulinproduktion (sog. T-Helfer-2-Zytokine). IL-10 besitzt hierbei die breiteste inhibitorische Wirkung mit zusätzlicher Beeinträchtigung kostimulatorischer Funktionen von Makrophagen sowie der Makrophagen-abhängigen Produktion der T-Zell-Zytokine IL-2 und IFN-γ [47]. Interessante Studien von Schreiber et al. [48] zeigen, daß Makrophagen von Patienten mit CED eine Resistenz gegen die downregulierende Funktion von IL-4 aufweisen, was zur Chronifizierung der Entzündung beitragen könnte. Dies gilt möglicherweise auch für die inhibitorischen Effekte von IL-13, welches ebenfalls an den IL-4-Zytokinrezeptor bindet. Bezüglich IL-10 konnten Schreiber et al. zeigen, daß exogenes IL-10 sowohl die In-vitro- als auch die In-vivo-Produktion von IL-1 und TNF-α durch entzündliche Darmmakrophagen herunterreguliert und in der Lage ist, das Verhältnis IL-1/IL-1ra wieder zu normalen Werten zu rekonstituieren [42]. Die topische Applikation von IL-10 im Darmlumen bei CED-Patienten kann hierbei Entzündungsremissionen bewirken [42]. Diese Befunde legen nahe, daß die lokale Aktivität kontraentzündlicher Zytokine bei CED offenbar absolut oder zumindest relativ zu gering ist. In diesem Zusammenhang konnten wir kürzlich zeigen, daß die In-situ-Expression von IL-10 durch mononukleäre Zellen bei MC und CU in der Submukosa zwar deutlich erhöht ist, nicht jedoch in der Lamina propria [49]. Neben den genannten inhibitorischen Mediatoren ist in der Gesamtbilanz auch die lokale Aktivität löslicher Zytokinrezeptoren oder weiterer Rezeptorantagonisten zu berücksichtigen. Eine schematische Übersicht einiger relevanter Zell- und Mediatorinteraktionen zeigt Abbildung 1.

Einfluß des Darmepithels

Die Integrität des intestinalen Epithels ist für die Barrierefunktion der Darmmukosa von entscheidender Bedeutung. Bei CED existiert eine abnorm gesteigerte Permeabilität für Makromoleküle [50], was eine Exposition mukosaler mononukleärer Zellen gegenüber luminären bakteriellen Antigenen begünstigt und somit potentiell zu einer Störung lokaler Toleranzmechanismen beiträgt. Hierbei könnte es sich einerseits um einen sekundären Effekt durch Entzündungsmediatoren handeln, eine primäre Permeabilitätsstörung wird jedoch ebenfalls diskutiert. In bezug auf die Generierung einer Entzündungskaskade zeigen experimentelle Da-

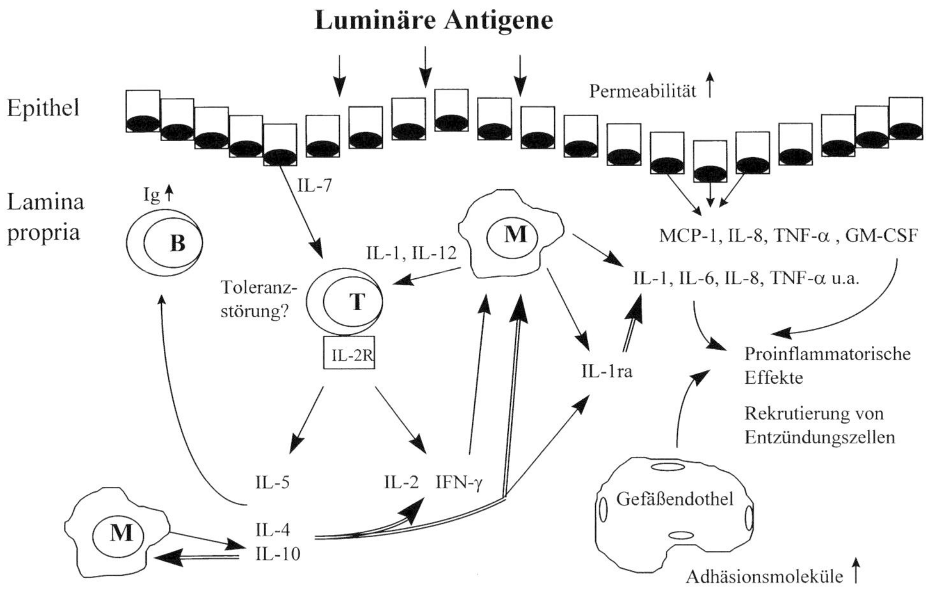

Abb. 1. Immunaktivierung bei chronisch entzündlichen Darmerkrankungen mit Darstellung lokaler Zell- und Mediatorinteraktionen. Einzelpfeile = Zytokinproduktion und stimulierende Einflüsse; Pfeile mit Doppellinien = inhibitorische Wirkungen; M = Makrophage; T = T-Zelle; B = B-Zelle; Ig = Immunglobulin; IL = Interleukin; IL-1ra = IL-1-Rezeptorantagonist; IL-2R = IL-2-Rezeptor; MCP = Macrophage chemotactic protein; TNF = Tumor-Nekrose-Faktor; GM-CSF = Granulocyte macrophage colony-stimulating factor; IFN = Interferon.

ten, daß intestinale Epithelzellen auch selbst wichtige proinflammatorische Signale vermitteln können: Invasive Mikroorganismen induzieren die epitheliale Sekretion von Chemotaxinen und Zytokinen wie IL-8, TNF-α, GM-CSF (Granulocyte-macrophage colony-stimulating factor) und MCP-1 (Macrophage chemotactic protein-1), die vermutlich bei der frühen Rekrutierung von Granulozyten und Makrophagen in das Gewebe beteiligt sind [51]. Wie neuere Daten zeigen, können Epithelzellen daneben auch Zytokine mit Wirkungen auf B- und T-Zellen produzieren (z. B. IL-7, IL-15) [52, 53], Zytokinrezeptoren exprimieren und wahrscheinlich auch Antigene an Immunzellen präsentieren (gesteigerte Expression von HLA-DR bei CED). Eigene Befunde zeigen, daß intestinale Epithelzellen IL-10 exprimieren und somit unter nichtentzündlichen Bedingungen vermutlich an der Etablierung eines tolerogenen Funktionsstatus im intestinalen Immunsystem beteiligt sind [49].

Schlußbetrachtung

Funktionelle Parameter des instestinalen Immunsystems spielen eine entscheidende Rolle in der Pathogenese von MC und CU. Zum besseren Verständnis der in vielen Punkten noch unklaren molekularen Regulationsvorgänge sind weitere Forschungsarbeiten zur Charakterisierung lokaler Milieufaktoren, die die Funktionslage intestinaler Lymphozyten und Makrophagen beeinflussen, notwendig. Dies schließt fortführende Untersuchungen zu immunregulatorischen Mediatoren sowie auch zu intrazellulären Signaltransduktionswegen in beteiligten Immunzellen ein. Zudem wären weitere Studien zum Einfluß genetischer Faktoren auf die Funktionslage des intestinalen Immunsystems wünschenswert. Die gezielte Beeinflussung des Gleichgewichtes pro- und kontraentzündlicher Mediatoren stellt eine Therapieoption für die Zukunft dar.

Literatur

1 Satsangi J, Jewell DP, Rosenberg WMC, Bell JI: Genetics of inflammatory bowel disease. Gut 1994;35:696–700.
2 Satsangi J, Welsh KI, Bunce M, Julier C, Farrant JM, Bell JI, Jewell DP: Contribution of genes of the major histocompatibility complex to susceptibility and disease phenotype in inflammatory bowel disease. Lancet 1996;347:1212–1217.
3 Hugot JP, Laurent-Puig P, Gower-Rousseau C, Olson JM, Lee JC, Beaugerie L, Naom I, Dupas JL, Gossum AV: Mapping of a susceptibility locus for Crohn's disease on chromosome 16. Nature 1996;379: 821–823.
4 McGhee JR, Mestecki J, Dertzbaugh MT, Eldridge, JH, Hirasawa M, Kiyono H: The mucosal immune system: From fundamental concepts to vaccine development. Vaccine 1992;10:75–88.
5 Zeitz M, QuinnT, Graeff AS, James SP: Mucosal T cells provide helper function but do not proliferate when stimulated by specific antigen in lymphogranuloma venereum proctitis in nonhuman primates. Gastroenterology 1988;94:353–366.
6 Pirzer UC, Schürmann G, Post S, Betzler M, Meuer SC: Differential responsiveness to CD3-Ti vs CD2-dependent activation of human intestinal T lymphocytes. Eur J Immunol 1990;20:2339–2342.
7 Qiao L, Schürmann G, Betzler M, Meuer SC: Activation and signalling status of human lamina propria T lymphocytes. Gastroenterology 1991;101:1529–1536.
8 Qiao L, Schürmann G, Betzler M, Meuer SC: Down-regulation of protein kinase C activation in human lamina propria T lymphocytes: Influence of intestinal mucosa on T cell reactivity. Eur J Immunol 1991;21:2385–2389.
9 Targan SR, Deem RL, Liu M, Wang S, Nel A: Definition of a lamina propria responsive state. Enhanced cytokine responsiveness of T cells stimulated through the CD2 pathway. J Immunol 1995;154:664–675.
10 Braunstein J, Qiao L, Autschbach F, Schürmann G, Meuer S: T cells of the human intestinal lamina propria are high producers of interleukin-10. Gut 1997;41:215–220.
11 Qiao L, Schürmann G, Autschbach F, Wallich R, Meuer SC: Human intestinal mucosa alters T-cell reactivities. Gastroenterology 1993;105:814–819.
12 Qiao L, Braunstein J, Golling M, Schürmann G, Autschbach F, Möller P, Meuer S: Differential regulation of human T cell responsiveness by mucosal versus blood monocytes. Eur J Immunol 1996;26:922–927.
13 McGhee JR, Mestecky J, Elson CO, Kiyono H: Regulation of IgA synthesis and immune response by T cells and interleukins. J Clin Immunol 1989;9:175–199.
14 Niessner M, Volk BA: Altered Thl/Th2 cytokine profiles in the intestinal mucosa of patients with inflammatory bowel disease as assessed by quantitative reversed transcribed polymerase chain reaction (RT-PCR). Clin Exp Immunol 1995;101: 428–435.
15 Isaacs KL, Sartor RB, Haskill S: Cytokine messenger RNA profiles in inflammatory bowel disease mucosa detected by polymerase chain reaction amplification. Gastroenterology 1992; 103:1587–1595.
16 Radford-Smith G, McGowan I, Keshav S, Jewell DP: Investigation of cytokine mRNA production in the normal human intestinal mucosa (abstract). Gastroenterology 1994;106:A757.
17 Mullin GE, Maycon ZR, Katz R, Gerardi F, Katz S, Weissman G, McKinley M, Fisher SE: IL-13 mRNA in the mucosal lesions of inflammatory bowel disease (abstract). Gastroenterology 1994;106:A740.
18 Sadlack B, Merz H, Schorle H, Schimpl A, Feller AC, Horak I: Ulcerative colitis-like disease in mice with a disrupted interleukin-2 gene. Cell 1993;75:253–261.
19 Kühn R, Löhler J, Rennick D, Rajewski K, Müller W: Interleukin-10-deficient mice develop chronic enterocolitis. Cell 1993;75:263–274.
20 Qiao L, Golling M, Autschbach F, Schürmann G, Meuer SC: T cell receptor repertoire and mitotic responses of lamina propria T lymphocytes in inflammatory bowel disease. Clin Exp Immunol 1994;97:303–308.
21 Duchmann R, Kaiser I, Hermann E, Mayet W, Ewe K, Meyer zum Büschenfelde KH: Tolerance exists towards resident intestinal microflora but is broken in active inflammatory bowel disease. Clin Exp Immunol 1995;102:448–455.
22 MacPherson A, Khoo UY, Forgacs I, Philpott-Howard J, Bjarnason I: Mucosal antibodies in inflammatory bowel disease are directed against intestinal bacteria. Gut 1996;38:365–375.
23 Schreiber S, MacDermott RP, Raedler A, Pinnau R, Bertovich M, Nash GS: Increased activation of isolated lamina propria mononuclear cells in inflammatory bowel disease. Gastroenterology 1991;101:1020–1030.
24 Mullin GE, Lazenby AJ, Harris ML, Bayless TM, James SP: Increased interleukin-2 messenger RNA in the intestinal mucosal lesions of Crohn's disease but not ulcerative colitis. Gastroenterology 1992;102:1620–1627.
25 Kaulfersch W, Fiocchi C, Waldmann TA: Polyclonal nature of the intestinal mucosal lymphocyte populations in inflammatory bowel disease. A molecular genetic evaluation of the immunoglobulin- and T-cell antigen receptors. Gastroenterology 1988;95:364–370.
26 Posnett DN, Schmelkin I, Burthon DA, August A, McGrath H, Mayer L: T cell antigen receptor V gene usage: Increases in Vbeta 8+ T cells in Crohn's disease. J Clin Invest 1989;85:1170–1176.
27 Autschbach F, Schürmann G, Qiao L, Merz H, Wallich R, Meuer SC: Cytokine messenger-RNA expression and proliferation status of intestinal mononuclear cells in noninflamed gut and Crohn's disease. Virchows Arch 1995;426:51–60.
28 Madara JL, Stafford J: Interferon-gamma directly affects barrier function of cultured intestinal epithelial monolayers. J Clin Invest 1989;83:724.
29 Parronchi P, Romagnani P, Annunziato F, Sampognaro S, Becchio A, Giannarini L, Maggi E, Pupilli C, Tonelli F, Romagnani S: Type 1 T-helper cell predominance and interleukin-12 expression in the gut of patients with Crohn's disease. Am J Pathol 1997:150:823–832.
30 Sartor RB: Cytokines in intestinal inflammation: Pathophysiological and clinical considerations. Gastroenterology 1994;106:533–539.
31 Koizumi M, King N, Lobb R, Benjamin C, Podolsky DK: Expression of vascular adhesion molecules in inflammatory bowel disease. Gastroenterology 1992;103:840–847.

32 Malizia G, Calabrese A, Cottone M, Raimondo M, Trejdosiewicz LK, Smart CJ, Oliva L, Pagliaro L: Expression of leucocyte adhesion molecules by mucosal mononuclear phagocytes in inflammatory bowel disease. Gastroenterology 1991;100:150–159.
33 Rugtveit J, Haraldsen G, Hogasen AK, Bakka A, Brandtzaeg P, Scott H: Respiratory burst of intestinal macrophages in inflammatory bowel disease is mainly caused by CD14+L1+ monocyte derived cells. Gut 1995;37:367–373.
34 Autschbach F, Qiao L, Schürmann G, Wallich R, Moubayed P, Feller A, Meuer SC: Immunohistochemical reactivity of adhesion structure workshop mAb (subpanels 2, 3, 4) in peripheral and mucosa associated lymphoid tissue and in Crohn's disease; in Schlossman S, et al. (eds): Leucocyte Typing V. Oxford, Oxford University Press, 1995, pp 1508–1510.
35 Wakefield AJ, Ekbom A, Dhillon AP, Pittilo RM, Pounder RE: Crohn's disease: Pathogenesis and persistent measles virus infection. Gastroenterology 1995;108:911–916.
36 Boehme MWJ, Autschbach F, Zuna I, Scherbaum WA, Stange E, Raeth U, Sieg A, Stremmel W: Elevated circulating serum levels and reduced immunohistological expression of thrombomodulin in active ulcerative colitis. Gastroenerology 1997;113:107–117.
37 Kett K, Rognum TO, Brandtzaeg P: Mucosal subclass distribution of Immunoglobulin G-producing cells is different in ulcerative colitis and Crohn's disease of the colon. Gastroenterology 1987;93:919–924.
38 Biancone L, Mandal A, Yang H, Dasgupta T, Paoluzi AO, Marcheggiano A, Paoluzi P, Pallone F, Das KM: Production of immunoglobulin G and G1 antibodies to cytoskeletal protein by lamina propria cells in ulcerative colitis. Gastroenterology 1995;109:3–12.
39 Halstensen T, Das KM, Brandtzaeg P: Epithelial deposits of immunoglobulin G1 and activated complement colocalise with the Mr 40kD putative autoantigen in ulcerative colitis. Gut 1993;34:650–657.
40 Breese E, Braegger CP, Corrigan CJ, Walker-Smith JA, MacDonald TT: Interleukin-2 and interferon-γ-secreting T cells in normal and diseased human intestinal mucosa. Immunology 1993;78:127–131.
41 Nielsen OH, Koppen T, Rudiger N, Horn T, Eriksen J, Kirman I: Involvement of interleukin-4 and -10 in inflammatory bowel disease. Dig Dis Sci 1996;41:1786–1793.
42 Schreiber S, Heinig T, Thiele HG, Raedler A: Immunoregulatory role of interleukin 10 in patients with inflammatory bowel disease. Gastroenterology 1995;108:1434–1444.
43 Fuss IJ, Neurath M, Boirivant M, Klein JS, De la Motte C, Strong SA, Fiocchi C, Strober W: Disparate $CD4^+$ lamina propria (LP) lymphokine secretion profiles in inflammatory bowel disease. Crohn's disease LP cells manifest secretion of IFN-γ, whereas ulcerative colitis LP cells manifest incresed secretion of IL-5. J Immunol 1996;157:1261–1270.
44 Dubucquoi S, Janin A, Klein O, Desreumaux P, Quandalle P, Cortot A, Capron M, Colombel JF: Activated eosinophils and interleukin 5 expression in early recurrence of Crohn's disease. Gut 1995;37:242–246.
45 Casini-Raggi V, Kam L, Chong YJ, Fiocchi C, Pizarro TT, Cominelli F: Mucosal imbalance of IL-1 and IL-1 receptor antagonist in inflammatory bowel disease. A novel mechanism of chronic inflammation. J Immunol 1995;154:2434–2440.
46 Mansfield JC, Holden H, Tarlow JK, DiGiovine FS, McDowell TL, Wilson AG, Holdsworth CD, Duff GW: Novel genetic association between ulcerative colitis and the anti-inflammatory cytokine interleukin-1 receptor antagonist. Gastroenterology 1994;106:637–642.
47 Moore KW, O'Garra A, de Waal Malefyt R, Vieira P, Mosman TR: Interleukin-10. Annu Rev Immunol 1993;11:165–190.
48 Schreiber S, Heinig T, Panzer U, Reinking R, Bouchard A, Stahl P, Raedler A: Impaired response of activated mononuclear phagocytes to interleukin 4 in inflammatory bowel disease. Gastroenterology 1995;108;21–33.
49 Autschbach F, Braunstein J, Helmke B, Zuna I, Schürmann G, Niemir ZI, Wallich R, Otto HF, Meuer SC: In situ expression of interleukin-10 in noninflamed human gut and in inflammatory bowel disease. Am J Pathol 1998; 153 (in press).
50 Hollander D, Vadheim CM, Brettholz E, Petersen GM, Delahunti T, Rotter JI: Increased intestinal permeability in patients with Crohn's disease and their relatives – a possible aetiological factor. Ann Intern Med 1986;105:883–885.
51 Jung HC, Eckmann L, Yang SK, Panja A, Fierer J, Morzycka-Wroblewska E, Kagnoff MF: A distinct array of proinflammatory cytokines is expressed in human colon epithelial cells in response to bacterial invasion. J Clin Invest 1995;95:55–65.
52 Watanabe M, Ueno Y, Yajima T, Iwao Y, Tsuchiya M, Ishikawa H, Aiso S, Hibi T, Ishii H: Interleukin 7 is produced by human intestinal epithelial cells and regulates the proliferation of intestinal mucosal lymphocytes. J Clin Invest 1995;95:2945–2953.
53 Reinecker HC, MacDermott RP, Mirau S, Dignass A, Podolsky DK: Intestinal epithelial cells both express and respond to interleukin 15. Gastroenterology 1996;111:1706–1713.

Chirurgische Gastroenterologie
mit interdisziplinären Gesprächen

Hauptthema · Main Theme

Chir Gastroenterol 1998;14:105–110

Rationelle Diagnostik chronisch entzündlicher Darmerkrankungen

U. Brucks
A. Hackelsberger
J. E. Domínguez-Muñoz
P. Malfertheiner

Klinik für Gastroenterologie, Hepatologie und Infektiologie, Otto-von-Guericke-Universität Magdeburg

Schlüsselwörter
Entzündliche Darmerkrankungen: Colitis ulcerosa, Morbus Crohn, Aktivitätsindex, Akute-Phase-Proteine, Endoskopie, Sonographie, Szintigraphie, Histologie

Zusammenfassung
Der Verdacht auf eine chronisch entzündliche Darmerkrankung wie Morbus Crohn oder Colitis ulcerosa wird in der Regel aufgrund eines an das Leitsymptom «chronische Durchfälle» gebundenen Beschwerdekomplexes erhoben. Rezidivierende Diarrhöen über einen längeren Zeitraum, die oft mit Abdominalschmerz und Gewichtverlust assoziiert sind, sprechen für das Vorliegen eines Morbus Crohn. Die Anamnese ist normalerweise kürzer bei Patienten mit Colitis ulcerosa, da die Abgänge von Blut den Patienten schneller zum Arzt führen. Die Diagnosesicherung erfolgt durch die endoskopische Untersuchung der intestinalen Mukosa unter Mitberücksichtigung der histologischen Beurteilung. Laborchemische Untersuchungen, wie die Bestimmung von Entzündungsparametern im Serum, und bildgebende Verfahren (Abdomenultraschall, radiologische Darstellung des Dünndarms und des Kolons, Computertomographie und szintigraphische Untersuchungen) bieten zusätzliche Information, die nicht für die primäre Diagnose der chronisch entzündlichen Darmerkrankungen, aber für die Einschätzung des Aktivitätsgrades, die Verlaufskontrolle der Erkrankung und den Nachweis von Komplikationen von Bedeutung sind.

Key Words
Inflammatory bowel diseases: ulcerative colitis, Crohn's disease, activity index, acute-phase proteins, endoscopy, sonography, szintigraphy, histology

Summary
The presence of chronic inflammatory bowel disease is firstly suspected on the basis of symptoms and clinical findings. A long medical history of relapsing diarrhea, usually associated with abdominal pain and weight loss, is frequently reported by patients suffering from Crohn's disease. The medical history is usually shorter in patients with ulcerative colitis, since the fecal blood leads the patient to urgently visit a doctor. The final diagnosis will be done by the demonstration of suggestive ileocolonic endoscopic findings together with the histological examination of biopsies of the intestinal and colonic mucosa. Laboratory data, mainly inflammatory markers, and imaging procedures (abdominal ultrasound, radiological exploration of the small bowel and colon, computed tomography and scintigraphy) play a less important role in the primary diagnosis of chronic inflammatory bowel disease. The routine application of these procedures is mainly limited to the follow-up of these patients as well as to the diagnosis of complications.

Einleitung

Die chronisch entzündlichen Darmerkrankungen Morbus Crohn und Colitis ulcerosa werden durch einen chronisch rezidivierenden Verlauf mit der potentiellen Entwicklung von Komplikationen unterschiedlicher Ausprägung und verschiedenen Schweregrades charakterisiert. Eine frühzeitige Diagnose ist erforderlich, um eine adäquate Therapie einleiten zu können. Ziel der Behandlung ist es, eine rasche Remission der Erkrankung zu erzielen und diese zu erhalten, um Komplikationen weitgehend zu vermeiden. Das Vorliegen einer chronisch entzündlichen Darmerkrankung wird häufig bereits nach der Anamneseerhebung und klinischen Untersuchung vermutet. Die Diagnose wird in der Regel durch das endoskopisch-makroskopische Bild in Verbindung mit den histologischen Befunden gestellt. Anhand dieser Befunde wird auch der Schweregrad der Erkrankung zu Beginn festgelegt. Die weitere Verlaufs-

KARGER

Fax (07 61) 4 52 07 14
www.karger.com
This article is accessible online at: http://BioMedNet.com/karger

Prof. Dr. Peter Malfertheiner
Klinik für Gastroenterologie,
Hepatologie und Infektiologie
Otto-von-Guericke-Universität Magdeburg
Leipziger Straße 44
D-39108 Magdeburg

Verdachtsdiagnose

Rezidivierende Durchfälle bzw. anale Blutabgänge

↓

Diagnosesicherung

Endoskopie + Biopsieentnahme
Histologie

↙ ↘

Einschätzung des Aktivitätsgrades

Aktivitätsindizes
Akute-Phase-Proteine im Serum

Nachweis von Komplikationen und Ausdehnung der Erkrankung

Ultraschall
Radiologische Untersuchungen
Szintigraphie

Abb. 1. Diagnostischer Algorithmus chronisch entzündlicher Darmerkrankungen.

kontrolle der Erkrankung und die Diagnose der potentiellen Komplikationen stützt sich auf klinische und laborchemische Daten sowie endoskopische und bildgebende Untersuchungen (Abb. 1). In dieser Übersichtsarbeit wird die Wertigkeit der verschiedenen Methoden für die Diagnose und Verlaufskontrolle einer chronisch entzündlichen Darmerkrankung beschrieben.

Anamnese und klinische Untersuchung

Bei Verdacht auf eine chronisch entzündliche Darmerkrankung steht eine gezielte Befragung zur klinischen Symptomatik im Vordergrund. Häufig ist, insbesondere für den Morbus Crohn, eine langjährig bestehende Anamnese mit Abdominalschmerz, Gewichtsverlust und nichtblutigen Diarrhöen. Gelegentlich werden Patienten mit einem Morbus Crohn durch perianale Komplikationen wie Abszesse und Fisteln bzw. extraintestinale Manifestationen auffällig [1, 2]. Ein Befall des oberen Gastrointestinaltrakts kommt bei etwa 5% der Patienten vor, wobei die klinische Symptomatik (Dysphagie, retrosternaler und/oder epigastrischer Schmerz, Übelkeit) in Abhängigkeit zur Lokalisation steht.
Blutig-schleimige Durchfälle treten als das häufigste klinische Zeichen der Colitis ulcerosa auf [3]. Die Stuhlabgänge sind bestimmt durch kleine Mengen, wobei es auch zu isolierten Abgängen von Schleim und Blut kommen kann. Nur etwa die Hälfte aller Patienten mit einer Colitis ulcerosa geben abdominale Schmerzen an. Weitere Symptome können ständiger Stuhldrang, nächtliche Stuhlentleerung oder in seltenen Fällen eine Obstipation sein. Eine detaillierte Befragung zum Stuhlgangsverhalten ermöglicht eine weitgehende differentialdiagnostische Abgrenzung zu anderen Erkrankungen, die mit einer chronischen Diarrhö einhergehen, sowie eine Einschätzung der Krankheitsaktivität.
Im akuten Schub einer chronisch entzündlichen Darmerkrankung läßt sich meist eine druckdolente Resistenz tasten, die häufig beim Morbus Crohn im rechten und bei der Colitis ulcerosa im linken Unterbauch lokalisiert ist. Zusätzlich können Exsikkosezeichen, Gewichtsverlust und gelegentlich Beinödeme bei Eiweißmangel bestehen. Das Auftreten von Fieber korreliert im allgemeinen mit der Schwere des Krankheitsschubes. Die Inspektion der Analregion mit rektal-digitaler Untersuchung kann Hinweise auf das Vorliegen von Analfissuren, Analstenosen, inneren und äußeren Fisteln sowie Abszessen geben, die für einen Morbus Crohn sprechen. In der Remissionsphase ist die klinische Untersuchung oft unauffällig. Zeichen extraintestinaler Manifestationen im Bereich von Gelenken, Haut und Augen können insbesondere beim Morbus Crohn auftreten [4–9]. Die Gelenkbeteilungen in Form von Polyarthritiden, Sakroileitis und Spondylitis treten bei beiden chronisch entzündlichen Darmerkrankungen in bis zu 25% der Fälle auf [4]. Kutane Manifestationen wie Erythema nodosum, Pyoderma gangraenosum und orofaziale Läsionen kommen in 2–30% der Fälle bei Morbus Crohn vor [5, 6]. Entzündliche Prozesse im Bereich des Auges sind bei Morbus Crohn häufiger als bei Colitis ulcerosa und treten mit einer Häufigkeit zwischen 4 und 10% auf [7, 8]. Gelegentlich läßt sich insbesondere bei der Colitis ulcerosa eine primär sklerosierende Cholangitis diagnostizieren [9].

Laborchemische Untersuchungen

Laborchemische Untersuchungen dienen bei bereits gesicherter Diagnose vorwiegend der Verlaufskontrolle der chronisch entzündlichen Darmerkrankung. Eine Differentialdiagnose zwischen Colitis ulcerosa und Morbus Crohn bzw. die Abgrenzung gegenüber anderen entzündlichen Krankheitsbildern ist mittels Laborparameter nicht möglich.
Ein optimaler Test zur Aktivitätsbeurteilung steht nicht zur Verfügung. Albumin, Eisen oder Hämoglobin sind dafür nicht spezifisch genug. Die Anämie, die oft bei schweren Formen chronisch entzündlicher Darmerkrankungen auftritt, kann Folge chronisch intestinaler Blutungen, Eisen- bzw. Vitamin-B_{12}-Resorptionsstörung oder entzündlich-toxischer Knochenmarkdepression sein [10]. Der Albuminspiegel im Serum kann mit zunehmender Krankheitsaktivität fallen [11–13]. Eine chronische Hypoalbuminämie ist jedoch auch im Rahmen eines intestinalen Eiweißverlustes bzw. einer katabolen Stoffwechsellage zu beobachten.
Akute-Phase-Proteine, die durch zytokinstimulierte Hepatozyten synthetisiert werden, korrelieren besser mit der Aktivität der Erkrankung. Am empfindlichsten unter den Akute-Phase-Proteinen

scheinen das saure α_1-Glykoprotein (Orosomucoid) und das C-reaktive Protein (CRP) zu sein. Erhöhte Werte dieser Parameter geben einen deutlichen Hinweis auf einen akuten entzündlichen Prozeß, wobei bei Morbus Crohn häufig höhere Werte gemessen werden als bei der Colitis ulcerosa [14]. Bei Patienten in der Remissionsphase hat der Akute-Phase-Proteinspiegel im Serum einen hohen prediktiven Wert, bezogen auf die Rezidivwahrscheinlichkeit [15, 16], so daß der Nachweis einer Erhöhung dieser Serumspiegel eine engmaschige Kontrolle der Patienten erfordert. Eine erhöhte Blutkörpersenkungsgeschwindigkeit (BSG) scheint gut mit den Akute-Phase-Proteinen Fibrinogen und CRP bei den chronisch entzündlichen Darmerkrankungen zu korrelieren [17], jedoch ist seine klinische Bedeutung aufgrund der Unspezifizität gering.

Verschiedene laborchemische Untersuchungen, die eine ähnliche Effizienz wie die Akute-Phase-Proteine für die Einschätzung des Aktivitätsgrades und die Verlaufskontrolle der chronisch entzündlichen Darmerkrankungen gezeigt haben, besitzen in der Routinediagnostik aufgrund der aufwendigen Bestimmungsmethoden und der Kostenintensität einen limitierten Einsatz. Dazu zählen die Bestimmung der pANCA im Serum [18], die fäkale Ausscheidung von α_1-Antitrypsin- bzw. ^{111}Indium-markierten Leukozyten [19] und die Serumspiegel verschiedener Zytokine (IL-1, IL-6, TNF) [20–22] bzw. Zytokinrezeptoren (IL-2R) [23].

Tab. 1. Aktivitätsindex des Morbus Crohn nach Best (CDAI) [24]

	× Faktor
1. Zahl der flüssigen oder sehr weichen Stühle in der letzten Woche (Summe Tage 1–7)	2
2. Bauchbeschwerden: 0 = keine, 1 = gering, 2 = mäßig, 3 = stark	5
3. Allgemeinbefinden: 0 = gut, 1 = mäßig, 2 = schlecht, 3 = sehr schlecht, 4 = unerträglich	7
4. Assoziierte Symptome:	20
– Arthritis/Arthralgien	
– Iritis/Uveitis	
– Erythema nodosum/Pyoderma gangraenosum/aphthoide Stomatitis	
– Analfisur, -fistel, -abszeß	
– Andere Fisteln	
– Fieber über 37,5 °C in der letzten Woche (jeder Punkt)	
5. Symptomatische Durchfallsbehandlung, wenn ja	30
6. Resistenz im Abdomen: 0 = keine, 1 = fraglich, 5 = sicher	10
7. 47 minus Hämatokrit (Männer) 42 minus Hämatokrit (Frauen) (Vorzeichen beachten)	6
8. 1 – (Gewicht, kg/Standardgewicht, kg) (Übergewicht subtrahieren, Untergewicht addieren)	100
Aktivitätsindex	Summe:
Bewertung: unter 150 Punkte = inaktive Erkrankung	
über 150 Punkte = aktive Erkrankung	
über 450 Punkte = sehr schwere Erkrankung	

Aktivitätsindizes

Ein Maß für den Schweregrad der Erkrankung ist der Crohn Disease Activitiy Index (CDAI) nach Best [24], der vorwiegend auf der Angabe subjektiver Symptome des Patienten beruht (Tab. 1).

Tab. 2. Clinical Activity Index (CAI) und Endoskopischer Index (EI) nach Rachmilewitz [25]

Index	Punkte-Skala
Clinical Activity Index	
Anzahl der Stühle pro Woche	
<18	0
18–35	1
36–60	2
>60	3
Blut im oder auf dem Stuhl (wöchentlicher Durchschnitt)	
Keines	0
Wenig	2
Viel	4
Allgemeinbefinden	
Gut	0
Beeinträchtigt	1
Schlecht	2
Sehr schlecht	3
Bauchschmerzen	
Keine	0
Leichte	1
Mäßige	2
Starke	3
Temperatur/Fieber infolge der Kolitis, °C	
37–38	0
>38	3
Extraintestinale Manifestationen	
Iritis	3
Erythema nodosum	3
Arthritis	3
Laborbefunde	
BSG >50 mm in der 1. h	1
BSG >100 mm in der 1. h	2
Hämoglobin <10 g/l	4
Endoskopischer Index	
Granulation der Schleimhautoberfläche zerstreut das reflektierte Licht	
Nein	0
Ja	2
Gefäßzeichnung	
Normal	0
Verwaschen/gestört	1
Vollständig aufgehoben	2
Verletzbarkeit der Mukosa	
Keine	0
Leicht erhöht (Kontaktblutungen)	2
Stark erhöht (spontane Blutungen)	4
Beläge auf der Schleimhaut (Mukus, Fibrin, Eiter, Erosionen, Ulzera)	
Keine	0
Leicht	2
Deutlich ausgeprägt	4

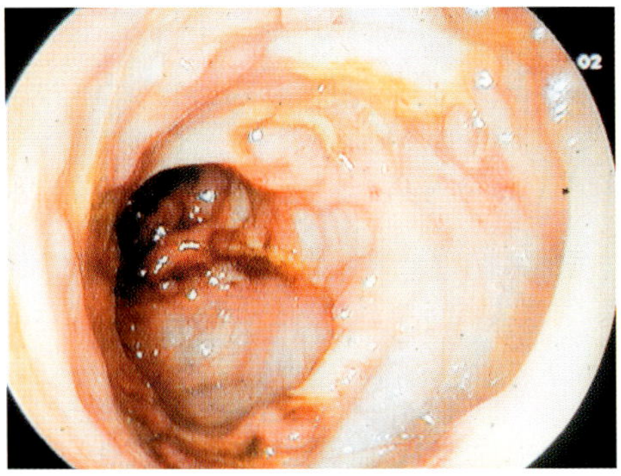 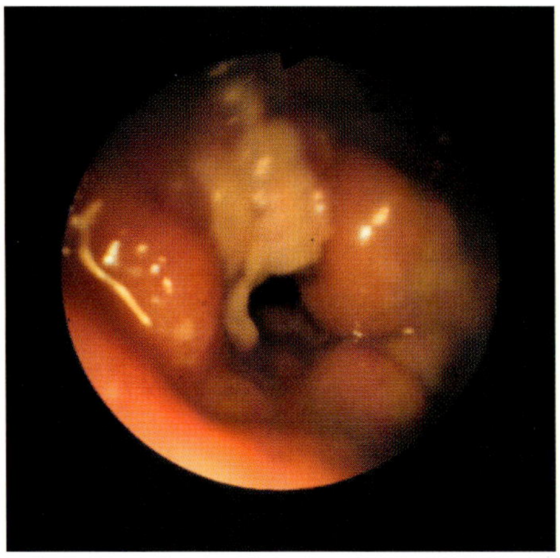

Abb. 2. (links) Morbus Crohn (endoskopisches Bild): Colon ascendens, konfluierende bizarre Ulzerationen (17jährige Patientin).

Abb. 3. Colitis ulcerosa (endoskopisches Bild): Ulzerationen im Colon sigmoideum (36jährige Patientin).

Tab. 3. Differentialdiagnose zwischen Colitis ulcerosa und Morbus Crohn an Hand endoskopischer Kriterien und der Histologie

	Colitis ulcerosa	Morbus Crohn
Ausbreitung	kontinuierlich oralwärts konzentrisch Rektumbefall (95%) Analläsionen selten	diskontinuierlich analwärts exzentrisch Rektumbefall (50%) Analläsionen häufig
Endoskopie	Hyperämie, Verlust der Gefäßzeichnung, granuläre Schleimhaut, vermehrte Vulnerabilität, Kontaktblutungen, flache, konfluierende Ulzera, fehlende Haustrierung, Pseudopolypen	Aphthen neben normaler Schleimhaut, Hyperämie, Blutungen, längliche, fissurale Ulzera, Pflastersteinrelief, Fistelöffnungen, Strikturen, Stenosen
Histologie	Mukosa, Submukosa: Kryptenabszesse, Becherzellverlust, im Spätstadium Schleimhautatrophie und Epitheldysplasien	gesamte Darmwand und mesenteriale Lymphknoten: Epitheloidzellgranulome, im Spätstadium Fibrose

Als einziger Laborparameter wird dabei der Hämatokrit erfaßt. Durch die Bestimmung des CDAI wird eine Verlaufsbeurteilung der Erkrankung erleichtert. Eine Möglichkeit zur Aktivitätsaussage bietet der Van-Hees-Index [11]. Hierbei werden insgesamt 9 Parameter wie Serumalbumin, BSG, Körpergewicht, Resistenz im Abdomen, Geschlecht, Fieber, Stuhlbeschaffenheit, Zustand nach Darmresektion und extraintestinale Läsionen erfaßt. Ein Nachteil des Van-Hees-Index liegt in der schwierigen Berechnung.

Eine Schweregradeinteilung der Colitis ulcerosa sollte anhand des Scoring-Systems von Rachmilewitz [25] vorgenommen werden (Tab. 2). Hierbei werden klinische Aktivität und endoskopischer Index erfaßt.

Sonographie

Der sonographische Nachweis wandverdickter Darmabschnitte gelang in prospektiven Studien bei der Colitis ulcerosa seltener (Sensitivität 53%) als beim Morbus Crohn (Sensitivität 72–84%, Spezifität 79–91%) [26–29]. Die unterschiedliche Sensitivität erklärt sich dadurch, daß die Wandverdickungen beim Morbus Crohn durch die transmurale Entzündung, das verbreiterte Mesenterium, die vergrößerten Lymphknoten, den gestörten Lymphabfluß und das über die Darmwand wachsende Fettgewebe (echogener Halo) stärker ausgeprägt sind. Die Darmwandverdickung ist sonographisch vorwiegend in der aktiven Phase der Erkrankung erkennbar und scheint mit dem szintigraphischen Befund zu korrelieren [29]. Langstreckige Darmwandverdickungen insbesondere des terminalen Ileums und Zökums mit Lumeneinengung und fehlender Peristaltik sind für den Morbus Crohn typisch. Sonographisch können auch Abszesse, Subileus und Ileus mit Pendelperistaltik und erweiterten Darmschlingen sowie Konglomerattumoren erfaßt werden. Wird der abdominale Ultraschall als Verlaufskontrolle eingesetzt, so können in erster Linie Röntgen- und zum Teil auch endoskopische Untersuchungen eingespart werden. Die Endosonographie ist eine etablierte Methode für Abszesse und Fisteln im Bereich des Rektums. Der Nutzen der Hydrokolonsonographie ist noch umstritten [30].

Endoskopie

Bei den chronisch entzündlichen Darmerkrankungen hat die Endoskopie den entscheidenden Stellenwert bei der Diagnosesicherung, Verlaufskontrolle und beim Ausschluß von malignen Veränderungen bei langjährigen Krankheitsverläufen (Abb. 2, 3). Außerdem spielt die Endoskopie für die Therapieplanung eine bedeutende Rolle.

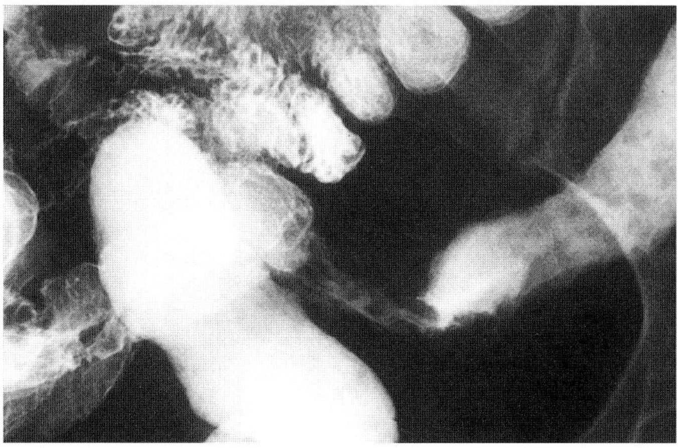

Abb. 4. Dünndarmkontrastdarstellung nach Sellink. Stenose des terminalen Ileums mit Pflastersteinrelief bei Morbus Crohn.

Zur Primärdiagnostik zählt grundsätzlich die Durchführung einer kompletten Koloskopie mit Sondierung und Biopsie des terminalen Ileums. Der makroskopische Befund allein kann bereits in bestimmten Fällen den entscheidenden Hinweis für die Diagnose bzw. Differentialdiagnose der chronisch entzündlichen Darmerkrankung liefern. Ergänzend werden Stufenbiopsien vom terminalen Ileum bis zum Rektum vorgenommen. Die endoskopischen und histologischen Charakteristika bei Morbus Crohn und Colitis ulcerosa sind in Tabelle 3 dargestellt.
Differentialdiagnostisch sollte beim Nachweis von Epitheloidzellgranulomen eine Sarkoidose, Infektionskrankheiten (Yersinien, Campylobacter, Schistosomiasis, Tuberkulose, Chlamydien) und eine Divertikulitis ausgeschlossen werden. Sichert die Histologie die endgültige Diagnose nicht, so ist eine erneute histologische Untersuchung im Abstand von 3–6 Monaten durchzuführen. In 5–10% der Fälle verbleibt jedoch eine indeterminante Kolitis [31, 32].

Röntgen

Eine Röntgenuntersuchung des Gastrointestinaltrakts in Form einer Dünndarm-Doppelkontrastdarstellung nach Sellink ist immer bei Verdacht auf einen Morbus Crohn indiziert. Dieses Verfahren ermöglicht eine Beurteilung endoskopisch nicht zugänglicher Dünndarmabschnitte. Typische Befunde sind Fissuren, Pflastersteinrelief und segmentale kurze Darmstenosen (Abb. 4). Die Indikation für einen Kolonkontrasteinlauf ergibt sich beim Vorliegen von Stenosen und Fisteln. Beurteilt werden Lumenweite, Haustrierung, Darmkontur und Schleimhautveränderungen.
Typische röntgenmorphologische Befunde für das Vorliegen einer Colitis ulcerosa sind Zähnelung, Pseudopolyposis und Haustrenschwund (Fahrradschlauchphänomen). Eine Kontrastmitteluntersuchung ist jedoch bei der Primärdiagnose der Colitis ulcerosa im allgemeinen aufgrund des Befallsmusters nicht indiziert. Kontraindikationen für die Durchführung eines Kolonkontrasteinlaufs sind toxisches Megakolon, hochgradige Obstruktionen und Perforationsverdacht bzw. -gefahr.
Zu den konventionellen Röntgenuntersuchungen zählt die Abdomenübersichtsaufnahme. Sie wird bei allen akuten schweren Krankheitszuständen zum Ausschluß freier Luft im Abdomen sowie eines Ileus und Megakolons durchgeführt.
Zusätzliche Aussagen in der Routinediagnostik sind von der Computertomographie (CT) nicht zu erwarten. Vergleichbar mit der Ultraschalldiagnostik, konnten bei Morbus-Crohn-Patienten in 82% der Fälle Darmwandverdickungen nachgewiesen werden [32]. Die Indikation für die Durchführung einer CT besteht bei Verdacht auf eine Komplikation.

Szintigraphie

Die ^{111}Indium- bzw. HMPAO-Leukozytenszintigraphie stellt eine effiziente nichtinvasive Methode zur Beurteilung der Lokalisation bzw. Ausdehnung der Läsionen dar [33]. Die Hauptindikation dieser Methode ist bei Patienten gegeben, bei denen eine Standarddiagnostik mit einem erhöhtem Risiko behaftet ist.

Literatur

1 Farmer RG, Hawk WA, Turnbull RB Jr: Clinical patterns in Crohn's disease: A statistical study of 615 cases. Gastroenterology 1975;68:627–635.
2 Steinhardt HJ, Loeschke K, Kasper H, et al: European Cooperative Crohn's Disease Study (ECDS): Clinical features and natural history. Digestion 1985;31:97–108.
3 Eckbom A, Helmick C, Zack M, et al: Ulcerative proctitis in Sweden 1965–1983. Dig Dis Sci 1991;36:79–192.
4 Adler G (Hrsg): Morbus Crohn – Colitis ulcerosa, 2. Aufl. Berlin, Springer, 1996.
5 Greenstein AJ, Janowitz HD, Sachar DB: The extra-intestinale complications of Crohn's disease und ulcerative colitis: A study of 700 patiens. Medicine 1976;55:401–412.
6 Monsén U, Sorstad J, Hellers G, et al: Extracolonic diagnosis and ulcerative colitis: An epidemiological study. Am J Gastroenterol 1991;85:711–716.
7 Ruby AJ, Jampol LM: Crohn's disease and retinal vascular disease. Am J Ophthalmol 1990; 110:349–353.
8 Salmon JF, Wright JP, Murray ADN: Ocular inflammation in Crohn's disease. Ophthalmology 1991;98:480–484.
9 Lee Y-M, Kaplan MM: Primary sclerosing cholangitis. N Engl J Med 1995;332:924–933.
10 Kaufmann S, Calmer B, Heilmann R, Beeken W: A prospective study of the course of Crohn's disease. Dig Dis Sci 1979;24:269–276.
11 van Hees PAM, van Elteren PH, van Lier HJJ, et al: An index of inflammatory activity in patients with Crohn's disease. Gut 1980;21:279–286.
12 Cooke WT, Prior P: Determining disease activity in inflammatory bowel disease. J Clin Gastroenterol 1984;6:17–25.
13 Goebell H, Wienbeck M, Schomerus H, Malchow H: Evaluation of the Crohn's disease activity index (CDAI) and the Dutch index for severity and activity of Crohn's disease. An analysis of the data from the European Cooperative Crohn's Disease Study. Med Klin 1990;85:573–576.
14 Shine B, Berghouse L, Lennard Jones JE, Landon J: C-reactive protein as an aid in the differentiation of functional and inflammatory bowel disorders. Clin Chim Acta 1985;148:105–109.
15 Brignola C, Belloli C, Simone GD, Campieri M,

Barbara L: Assessment and monitoring in known Crohn's disease. Eur J Gastroenterol Hepatol 1994;6:78–84.
16 Wright JP: Immunological predictors of recurrence in patients with inflammatory bowel disease. Can J Gastroenterol 1993;7:223–225.
17 Sox HC Jr, Liang MR: The erythrocyte sedimentation rate. Guidelines for rational use. Ann Intern Med 1986;104:515–523.
18 Oudkerk Pool M, Bouma G, Meuwissen SG, von Blomberg BM, van de Merwe JP, Devillé WL, Fonk JC, Peña AS: Serological markers to differentiate between ulcerative colitis and Crohn's disease. J Clin Pathol 1995;48:346–350.
19 Boirivant M, Pallone F, Ciaco A, Leone M, Fais S, Torsoli A: Usefulness of fecal alpha-1-antitrypsin clearance and fecal concentration as early indicators of postoperative asymptomatic recurrence in Crohn's disease. Dig Dis Sci 1991;36:347–352.
20 Mazlam MZ, Hodgson HJF: Peripheral blood monocyte cytokine production and acute phase response in inflammatory bowel disease. Gut 1992;33:773–778.
21 Lobo AJ, Evans SW, Jones SC, Banks R, Rathbone BJ, Axon ATR, et al: Plasma interleukin-6 in inflammatory bowel disease. Eur J Gastroenterol Hepatol 1992;4:367–372.
22 Reimund JM, Duclos B, Sapin R, Derlon A, Chamouard P, Baumann R: Systemic tumour necrosis factor in Crohn's disease: Relationship to disease activity and circulating acute phase reactants. Eur J Gastroenterol Hepatol 1992;4:919–923.
23 Matsuura T, West GA, Klein JS, Ferraris L, Fiocchi C: Soluble interleukin-2 and CD8 and CD4 receptors in inflammatory bowel disease. Gastroenterology 1992;102:2006–2014.
24 Best WR, Becktel JM, Singleton JW, et al: Development of a Crohn's disease activity index. National Cooperative Crohn's disease study. Gastroenterology 1976;70:439–444.
25 Rachmilewitz D: Coated mesalazine (5-aminosalicylic acid) versus sulphasalazine in the treatment of active ulcerative colitis: A randomised trial. Br Med J 1989;298:82–86.
26 Pera A, Cammarota T, Comino E, et al: Ultrasonography in the detection of Crohn's disease and in the differential diagnosis of inflammatory bowel disease. Digestion 1988;41:180–184.
27 Sonnenberg A, Erckenbrecht J, Peter P, Niederau C: Detection of Chron's disease by ultrasound. Gastroenterology 1982;83:430–434.
28 Hata J, Haruma K, Suenaga K, Yoshihara M, Yamamoto G, Tanaka S, et al: Ultrasonographic assessment of inflammatory bowel disease. Am J Gastroenterol 1992;87:443–447.
29 Brignola C, Belloli C, Iannone P, De Simone G, Corbelli C, Levorato M, et al: Comparison of scintigraphy with indium-111 leukocyte scan and ultrasonography in the assessment of X-ray demonstrated lesions of Crohn's disease. Dig Dis Sci 1993;38:433–437.
30 Hammer B: Current developments in the diagnosis and therapy of Crohn's disease and ulcerative colitis. Schweiz Med Wochenschr 1994;124:452–460.
31 Tanaka M, Riddell RH: The pathological diagnosis and differential diagnosis of Crohn's disease. Hepatogastroenterology 1990;37:18–31.
32 Moum B, Ekbom A, Vatn MH, Aadland E, Sauer J, Lygren I, Schulz T, Stray N, Fausa O: Inflammatory bowel disease: Re-evaluation of the diagnosis in a prospective population based study in south eastern Norway. Gut 1997;40:328–332.
33 Lantto E, Jarvi K, Krekela I, Lantto T, Taavitsainen M, Vedenkangas H, et al: Technetium-99m hexamethyl propylene amine oxine leukocytes in the assessment of disease activity in inflammatory bowel disease. Eur J Nucl Med 1992;19:14–18.

Wirkstoff, wo er gebraucht wird. **Salofalk®**

Salofalk® Klysmen.
2g/30ml und 4g/60ml.
Neue Packungsgröße.

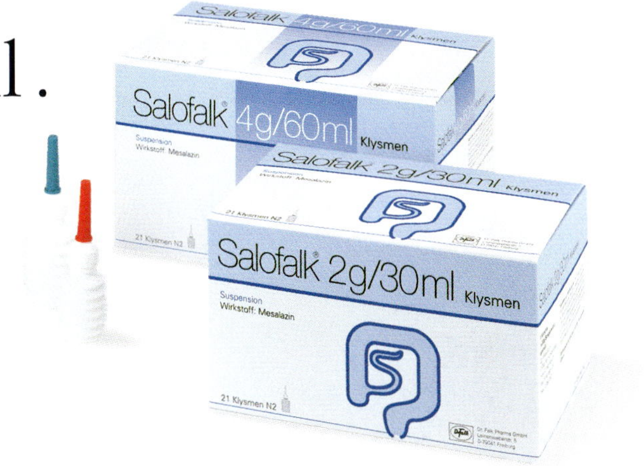

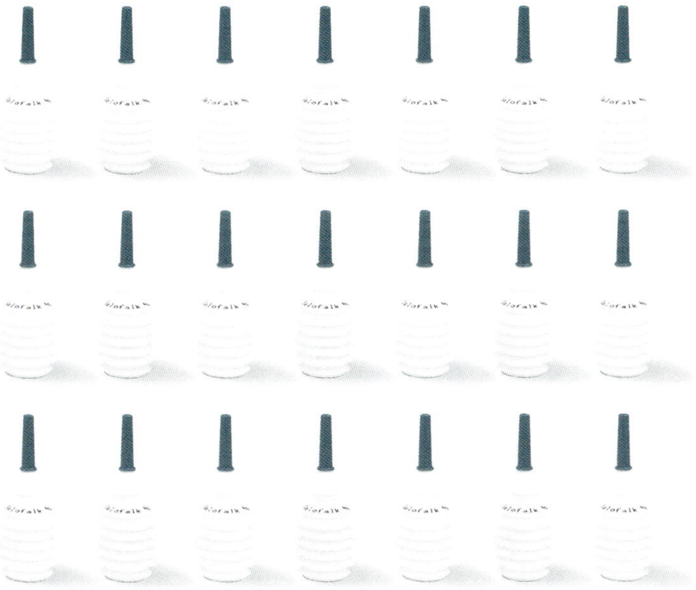

Ab jetzt

= N2

21 Klysmen

Salofalk® 250/500 magensaftresistente Tabl., Salofalk® 250/500 Suppositorien, Salofalk® 2g/30ml bzw. 4g/60ml Klysmen. Wirkstoff: Mesalazin. **Zusammensetzung:** 1 Tabl. Salofalk® 250/500 enthält: Arzneil. wirks. Bestandteile: 250mg/500mg Mesalazin (5-Aminosalicylsäure). Sonstige Bestandteile: Eudragit L/Dibutylphtalat, Talkum, Poly(vinyl-2-pyrrolidon), Aminoessigsäure, microcristalline Cellulose, Calciumstearat, Natriumcarbonat, hochdisp. Siliciumdioxid, Poly(O-2-hydroxypropyl,O-methyl)cellulose, Eudragit E, Macrogol 6000, Farbstoffe Titandioxid, Eisenoxidgelb; zusätzl. Salofalk® 500 Tbl.: Carboxymethylcellulose Natrium. 1 Salofalk® 250/500 Suppositorium enthält: Arzneil. wirks. Bestandteile: 250/500mg Mesalazin (5-Aminosalicylsäure). Sonstige Bestandteile: Hartfett; zusätzl. Salofalk® 500 Supp.: Docusat-Natrium, Cetylalkohol. 1 Klysma Salofalk® 2g/30ml bzw. 4g/60ml enthält: Arzneil. wirks. Bestandteile: 2g bzw. 4g Mesalazin; wirks. Bestandteile: Natriumbenzoat, max. 0,14g bzw. 0,28g Kaliumdisulfit (entspr. max. 0,08g bzw. 0,16g SO_2). Sonstige Bestandteile: Carbomer, Edetinsäure Dinatriumsalz $2H_2O$, Kaliumacetat, Xanthan-Gummi, ger. Wasser. **Anwendungsgebiete:** Salofalk® 250/500 Tbl.: Akutbehandlung und vorbeugende Beh. (Rezidivprophylaxe) von chron. entzündl. Erkrankungen des Dickdarms (Colitis ulcerosa). Akutbeh. des Morbus Crohn (chron. entz. Darmerkr.). Salofalk® 250/500 Supp.: Akutbehandlung entzündl. Erkrankungen des Dickdarms (Colitis ulcerosa), die auf das Rektum beschränkt sind. Zusätzl. Salofalk® 250 Supp.: Behandlung zur Vermeidung eines Rückfalls (Rezidiv). Salofalk® 2g/30ml Klysmen: Akutbeh. leichter u. mittelschwerer entzündl. Erkrankungen des Dickdarms (Colitis ulcerosa), die auf das Rektum und Colon sigmoideum beschränkt sind. Salofalk® 4g/60ml Klysmen: Akutbeh. entzündl. Erkrankungen des Dickdarms. **Gegenanzeigen:** Vorbestehende Überempfindlichkeit gg. Salicylsäure und deren Derivate, schwere Leber- u. Nierenfunktionsstörungen, bestehendes Ulcus ventriculi u. Ulcus duodeni, krankhaft erhöhte Blutungsneigung, Behandlung von Kleinst- und Kleinkindern. Während der letzten 2–4 Wochen der Schwangerschaft (im ersten Drittel Anwend. nur nach strenger Indikationsstellung), Stillzeit. Zusätzl. bei Salofalk® Klysmen: Überempfindlichkeit gg. Benzoate; bei Bronchialasthmatikern, da möglicherweise Überempfindlichkeit gg. Sulfit. **Nebenwirkungen:** Selten Kopfschmerzen, Schwindel, Übelkeit, Erbrechen, Bauchschmerzen, Durchfall, Blähungen. Dosisunabhängige Überempfindlichkeitsreaktionen wie Hautausschläge, Medikamentenfieber, Bronchospasmen, Alveolitis; arzneimittelinduziertes Lupus-erythematodes-ähnliches Syndrom, Myalgien und Arthralgien, erhöhte Methämoglobinwerte. In Einzelfällen Pankreatitis, interstitielle Nephritis, Pericarditis, Myocarditis, Pancolitis, Veränder. des Blutbildes (Aplastische Anämie, Agranulozytose, Pancytopenie, Neutropenie, Leukopenie, Thrombozytopenie), Veränder. d. Leberfunktionsparameter (erhöhte Transaminasewerte), Hepatitis (Leberentzündung). Zusätzl. bei Salofalk® Klysmen: Überempfindlichkeitsreaktionen auch bei Nichtasthmatikern (Atembeschwerden) aufgrund des Gehaltes an Kaliumdisulfit möglich. **Wechselwirkungen:** siehe Gebrauchsinformation. **Dosierung:** Tabletten: Akuter Morbus Crohn 1,5g–4,5g (3x2 250mg Tbl. bis 3x3 500mg Tbl.); Akute Colitis ulcerosa 1,5g–3,0g (3x2 250mg Tbl. bis 3x2 500mg Tbl.) sowie Rezidivprophylaxe 1,5g (3x2 250mg Tbl. o. 3x1 500mg Tbl.), Tabletten unzerkaut 1 Stunde vor dem Essen einnehmen; Suppositorien: 3x2 Supp. (250mg) o. 3x1 Supp. (500mg) tägl.; Klysmen: 2x1 o. 1x2 Klysmen (2g/30ml) bzw. 1x1 Klysma (4g/60ml) tägl. **Packungsgrößen und Preise:** Salofalk® 250: 120 Tbl. (N2) DM 110,14; 400 Tbl. (N3) DM 316,26; Salofalk® 500: 50 Tbl. (N1) DM 84,77; 100 Tbl. (N2) DM 155,59; 300 Tbl. (N3) DM 407,37; Salofalk® 250: 10 Supp. (N1) DM 30,82; 30 Supp. (N2) DM 79,08; 120 Supp. (N3) DM 259,72; Salofalk® 500: 10 Supp. (N1) DM 60,40; 30 Supp. (N2) DM 155,01; 120 Supp. (N3) DM 509,04; Salofalk® Klysmen: 2g/30ml 7 Klys. (N1) DM 116,51; 21 Klys. (N2) DM 314,60; 4g/60ml 7 Klys. (N1) DM 161,99; 21 Klys. (N2) DM 437,40. Verschreibungspflichtig. Stand: 4/1998

Dr. Falk Pharma GmbH, Leinenweberstr. 5, D-79041 Freiburg

Dr Falk

Chirurgische Gastroenterologie
mit interdisziplinären Gesprächen

Hauptthema · Main Theme

Chir Gastroenterol 1998;14:112–118

S. Wedel
H. Lochs

Klinik für Innere Medizin IV, Humboldt-Universität zu Berlin (Charité)

Konservative Therapie der entzündlichen Darmerkrankungen

Schlüsselwörter
Chronisch entzündliche Darmerkrankung: Colitis ulcerosa, Morbus Crohn, 5-Aminosalizylsäure, Salazosulfapyridin, Steroide

Zusammenfassung
Der akute Schub chronisch entzündlicher Darmerkrankungen (IBD) wie Morbus Crohn (CD) und Colitis ulcerosa (CU) wird nach wie vor mit systemischen Steroiden behandelt. Bei Patienten mit leichtem bis mittelgradigem Krankheitsverlauf oder solchen mit Nebenwirkungen unter systemischen Steroiden werden ≥4 g 5-Aminosalizylsäure (5-ASA)/Tag empfohlen. Immunsuppressiva (Azathioprin, 6-Mercaptopurin) sind bei längerem steroidabhängigem oder -resistentem Verlauf und bei Crohn-Fisteln angezeigt. Eine Ernährungstherapie, Budesonid und Metronidazol ist bei bestimmten CD-Patienten wirksam. Hohe Dosen von i. v. Cyclosporin A können bei schwerer CU zur Vermeidung einer Kolektomie erwogen werden. Eine Linksseitenkolitis sollte, soweit möglich, immer durch eine topische Therapie behandelt werden. Bei CU, aber auch CD, eignet sich 5-ASA zur Rezidivprophylaxe. Die Therapie extraintestinaler Manifestationen, insbesondere auch des Eisendefizites, ist ein wichtiger Teil der Behandlung von IBD. Hoffnung besteht in Zukunft auch bezüglich neuer, das Immunsystem modulierender Strategien.

Key Words
Chronic inflammatory bowel disease: ulcerative colitis, Crohn's disease, 5-aminosalicylic acid, salazosulfapyridine, steroids

Summary
Acute exacerbation of inflammatory bowel disease (IBD), Crohn's disease (CD) and ulcerative colitis (CU), is still treated with systemic steroids. However, in patients with mild to moderate disease and those with steroid-induced side effects, 5-aminosalicyclic acid (5-ASA) ≥4 g/day represents a reasonable therapeutic option. Immunosuppressants (azathioprine, 6-mercaptopurine) are indicated in long-term steroid-dependent or -resistant disease and in fistulizing CD. Nutritional therapy, budesonide and metronidazole are efficacious in selected patients with CD. High dose of intravenously applied cyclosporin A can be tried with caution in severe CU to avoid colectomy. Left-sided colitis and proctitis is always a matter of topical therapy. In CU but also in CD, 5-ASA is the preferred substance in relapse prevention. Therapy of extraintestinal manifestations, i. e. iron-deficiency, provides an important support in IBD. In future, however, treatment with new immunomodifying agents may become a further useful option.

Einleitung

Das therapeutische Vorgehen bei chronisch entzündlichen Darmerkrankungen wie Morbus Crohn und Colitis ulcerosa orientiert sich an den jeweils vorliegenden Symptomen, der Aktivität und der Lokalisation der Krankheit. Die Colitis ulcerosa beginnt in der Regel mit entzündlichen Schleimhautveränderungen im Rektum, von wo sie sich kontinuierlich auf proximale Abschnitte des Dickdarms ausbreitet, während der Morbus Crohn grundsätzlich den gesamten Intestinaltrakt befallen kann. Beide Erkrankungen verlaufen schubweise: Phasen geringer oder fehlender Beschwerden wechseln mit Zeiten erhöhter Krankheitsaktivität ab. Pathophysiologisch läßt sich die intestinale Entzündung weitgehend durch eine gestörte Balance pro- und antientzündlicher Mediatoren (sogenannter Zytokine) erklären: Während der Auseinandersetzung mit Bakterien und Antigenen werden bereits im gesunden Darm Phagozyten und T-Lymphozyten aktiviert, welche potente proentzündliche Zytokine [Interleukin-(IL-) 1β, IL-6, IL-8 und Tumor-Nekrose-Faktor-(TNF-)α] freisetzen [1, 2]. Neben einer vermehrten Aktivierung proentzündlicher Zytokine findet sich bei Patienten mit chronisch entzündlichen Darmerkrankungen auch eine verminderte, durch IL-4 vermittelte Herabregula-

KARGER

Fax (07 61) 4 52 07 14
www.karger.com
This article is accessible online at: http://BioMedNet.com/karger

Dr. Susanne Wedel
Klinik für Innere Medizin IV
Humboldt-Universität zu Berlin (Charité)
Schumannstraße 20/21
D-10117 Berlin

tion der Synthese proentzündlicher Zytokine [3]. Weitere Hinweise für eine gestörte Immunreaktion in der Pathogenese chronisch entzündlicher Darmerkrankungen sind die Produktion von autoreaktiven Antikörpern [4], die Hochregulation von Adhäsionsmolekülen oder deren Rezeptoren [5], die Expression von Entzündungsmediatoren (Prostaglandine, Leukotriene, Substanz-P, O_2-Radikale, NO) in betroffenen Schleimhautarealen und die entzündliche Infiltration von CD8-positiven zytotoxischen Zellen [6]. Daneben findet sich eine Fehldifferenzierung der intestinalen B-Zellen, wobei bei Patienten mit chronisch entzündlichen Darmerkrankungen vermehrt proinflammatorische Immunglobulin-(Ig-)G-Klassen gebildet werden, während bei gesunden Kontrollen bevorzugt das nichtentzündungsfördernde IgA vorliegt [7]. Die Ursachen dieser Fehlregulation sind noch unbekannt. Postuliert wird ein Zusammenwirken bestimmter Umweltfaktoren vor dem Hintergrund einer genetischen Disposition [8]. Eine kausale Therapie ist bisher nicht möglich. Durch empirisch etablierte Therapieansätze gelingt es jedoch bei der Mehrheit der Patienten, eine Remission zu erreichen. In den letzten Jahren wurde eine Vielzahl neuer Behandlungskonzepte (Anti-TNF- und Anti-CD4-Antikörper, IL-2-Rezeptorantagonist, IL-10) entwickelt, welche einen gezielteren Eingriff in die Entzündungskaskade ermöglichen sollen [9–12]. Allgemeingültige therapeutische Strategien lassen sich aus diesen neuen Erkenntnissen jedoch noch nicht ableiten.

Morbus Crohn

Die Aktivität der Erkrankung wird klinisch in erster Linie durch folgende Parameter beurteilt: Befinden des Patienten, Anzahl der flüssigen oder sehr weichen Stühle, laborchemische Entzündungsmarker und technische Untersuchungsbefunde (Endoskopie, Radiologie). Zur Vergleichbarkeit hat sich international der von Best et al. entwickelte Crohn's Disease Activity Index (CDAI) durchgesetzt [13]. Er beruht überwiegend auf Angaben des Patienten zu subjektiven Beschwerden und dem körperlichen Untersuchungsbefund. Mit Ausnahme des Hämokrits sind keine Laborparameter berücksichtigt. Ein CDAI > 150 Punkte weist auf eine aktive Erkrankung hin.

Therapie des akuten Schubes

Schübe hoher Aktivität (CDAI > 300)

Steroide bilden nach wie vor die Therapie der ersten Wahl im schweren akuten Schub (Tab. 1). Begonnen wird in Anlehnung an die Europäische Morbus-Crohn-Studie (ECCDS II) mit 48 mg 6-Methylprednisolon/Tag (oder 60 mg Prednison/Tag), welche in wöchentlichen Abständen über 8 Wochen reduziert wird [14] (Abb. 1). Hierbei ist bei 70–85% der Patienten eine Remission innerhalb von 2–3 Wochen zu erreichen. Ein Teil der Patienten mit aktivem Morbus Crohn scheint von einer zusätzlichen Gabe von 2,5 mg Azathioprin/kg Körpergewicht (KG) zur Steroidstandardtherapie zu profitieren [15]. Durch eine Verlängerung der Steroidmedikation nach klinischer Remission (GETAID) [16] kann dagegen gegenüber dem Standardschema kein Vorteil erreicht werden. Bei allen Therapieschemata sollten sich die Dauer und die Form der Dosisreduktion individuell nach klinischem Verlauf und Ansprechen richten. Tritt ein erneuter Aktivitätsanstieg unter Steroidreduktion auf, kann die Dosis wieder erhöht werden. Bei schweren Verläufen erfolgt eine Erhöhung der Dosis auf 80 mg 6-Methylprednisolon/Tag (bzw. 100 mg Prednison/Tag) sowie i.v. Applikation der Steroide.

Tab. 1. Basisschema zur medikamentösen Therapie des Morbus Crohn. Angegeben wurden jeweils die Therapie der 1. Wahl und Behandlungsmöglichkeiten der 2. Wahl.

Aktivität	Dünndarm	Dünn- und Dickdarm	Dickdarm
Stark	60 mg Prednison (+/– 2–3 mg Azathioprin/kg) (+/– Ernährungstherapie)	60 mg Prednison (+/– ≥4 g 5-ASA) (+/– Ernährungstherapie)	60 mg Prednison Lokaltherapie (+/– ≥4 g 5-ASA) (+/– Ernährungstherapie)
Mittel	60 mg Prednison 9 mg Budesonid ≥4 g 5-ASA Ernährungstherapie	60 mg Prednison 9 mg Budesonid ≥4 g 5-ASA Ernährungstherapie	60 mg Prednison Lokaltherapie ≥4 g 5-ASA
Leicht	30–60 mg Prednison 9 mg Budesonid 2–3 g 5-ASA Ernährungstherapie	9 mg Budesonid 2–3 g 5-ASA Ernährungstherapie	Lokaltherapie 2–3 g 5-ASA
Therapieresistenz	2–3 mg Azathioprin/kg	2–3 mg Azathioprin/kg	2–3 mg Azathioprin/kg
Zur Remission (limitierte Dauer)	>2 g 5-ASA 1–2 mg Azathioprin/kg	>2 g 5-ASA 1–2 mg Azathioprin/kg 0,5–1 mg 6-Mercaptopurin/kg nach OP: Metronidazol?	>2 g 5-ASA 1–2 mg Azathioprin/kg 0,5–1 mg 6-Mercaptopurin/kg

Fisteln: Lokaltherapie
20 mg Metronidazol/kg
2–3 mg Azathioprin/kg
Cyclosporin i.v.?

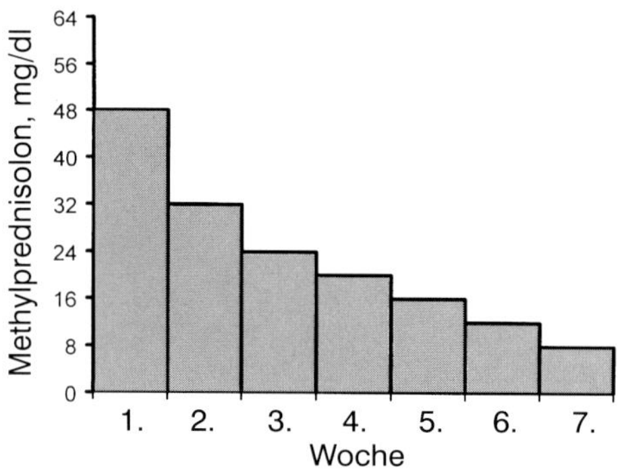

Abb. 1. Therapie des akuten Schubs des Morbus Crohn: Standardtherapie nach Malchow et al. [14].

Ob eine Kombination von Steroiden und 5-Aminosalizylsäure (5-ASA) einen Vorteil darstellt, ist nicht gesichert. Die zusätzliche topische Therapie bei distaler Crohn-Kolitis mit Steroiden in Form von Klysmen führt zur Verbesserung des klinischen und endoskopischen Befundes. Einzelne Studien zeigten, daß die totale parenterale Ernährung bei schwerem akutem Schub zur Remission führen kann [17]. Eine zusätzliche parenterale Ernährung oder eine enterale Elementardiät verbessert die klinische Symptomatik und den Ernährungsstatus des Patienten (z. B. präoperativ).
Die Gabe spezifischer mono- oder polyklonaler Antikörper (Anti-TNF, Anti-CD4), Il-10, intravenösem oder oralem Cyclosporin A sollte nur in kontrollierten klinischen Studien erfolgen. Zur Behandlung des schweren Schubes des Morbus Crohn liegen zu Budesonid (Entocort®, Astra, Wedel) derzeit noch keine Studien vor.

Schübe bis zu mittlerer Aktivität (CDAI 150–300)
Auch für diese Indikation sind systemische Steroide das Mittel der 1. Wahl. Die Dosierung erfolgt wie bei schweren Schüben, beginnend mit 48 mg 6-Methylprednisolon/Tag (oder 60 mg Prednison/Tag) und Reduktion nach klinischem Ansprechen. Bei klassischem Befall (Ileozökalbeteiligung) wird alternativ Budesonid (9 mg/Tag = 3 Kapseln) eingesetzt [18]. Durch Budesonid als orale Medikation oder in Form von Klysmen bei linksseitiger Kolitis können bei Vorliegen kurzer Krankheitsdauer bei Patienten, welche zuvor gut auf Steroide angesprochen hatten, systemische Steroide eingespart oder ersetzt werden [19]. Budesonid besitzt aufgrund eines schnellen First-pass-Metabolismus in der Leber deutlich weniger systemische Nebenwirkungen im Vergleich zu 6-Methylprednisolon oder Prednison. Keine Indikation zur Behandlung mit Budesonid besteht bei ausgeprägten extraintestinalen Manifestationen sowie bei Befall des oberen Gastrointestinaltraktes. Prinzipiell läßt sich ein leicht bis mittelgradiger entzündlicher Schub auch mit hohen Dosen 5-ASA therapieren. In einzelnen Studien ist eine Wirksamkeit für den Morbus Crohn erst ab ≥2,4–4,5 g/Tag belegt (Dosisempfehlung ≥4 g/Tag) [20]. Hierbei kommen etwa 50–60% der Patienten in Remission, wobei gegenüber Steroiden unter 5-ASA ein späterer Wirkungseintritt zu finden ist. Bezüglich der Indikation ist auf die unterschiedliche intraluminale Freisetzung der 5-ASA (Salofalk®, Falk, Freiburg, Claversal®, Merckle, Blaubeuren, Smithkline Beecham, München, und Asacolitin®, Henning Berlin, im terminalem Ileum und Kolon, Pentasa®, Ferring, Kiel, bereits im proximalen Dünndarm) zu achten.
Auch die Ernährungstherapie (Sondenernährung oder parenterale Ernährung) besitzt beim Morbus Crohn leichter bis mittlerer Aktivität einen gesicherten Stellenwert (60% Remission). Hierbei findet sich kein Unterschied in der Wirksamkeit enteraler Elementar- oder polymerer Diäten. Beide Behandlungen sind einer parenteralen Ernährung als gleichwertig anzusehen, allerdings weniger effektiv als Steroide [21, 22]. Experimentell wurden zur Behandlung des Morbus Crohn mit mittelgradiger Aktivität unter anderem Zytokine (IL-10) mit unterschiedlichem Erfolg angewendet.

Steroidrefraktärer Verlauf
Bei Versagen der Steroidstandardtherapie ≥6 Wochen liegt ein steroidrefraktärer Verlauf vor. Dann ist die Gabe von Immunsuppressiva (initial 2–3 mg Azathioprin/kg KG/Tag, 1–1,5 mg 6-Mercaptopurin/kg KG/Tag) angezeigt [23]. Die therapeutische Wirksamkeit beginnt bei oraler Verabreichung verzögert erst nach 8–12 Wochen. Azathioprin kann zum schnelleren Wirkungseintritt auch parenteral rasch aufgesättigt werden [24]. Dies sollte jedoch wegen möglicher Risiken und fehlender Erfahrungen nur an Zentren erfolgen. Eine regelmäßige Überwachung der mit Azathioprin oder 6-Mercaptopurin behandelten Patienten ist aufgrund der hohen Nebenwirkungsrate von 8% (Pankreatitis, Knochenmarkdepression, cholestatische Hepatitis) unbedingt notwendig. Nach klinischem Ansprechen kann Azathioprin auf 1 mg/kg KG/Tag bzw. 6-Mercaptopurin auf 0,5 mg/kg KG/Tag reduziert werden. Methotrexat (25 mg i. m. oder i. v. 1mal/Woche) dient als Reservemedikament der 2. Wahl. In Kombination mit Steroiden kann nach einer Therapie von 6 Wochen und darüber im günstigen Fall eine Abschwächung der Krankheitsaktivität erreicht werden [25]. Bei allen genannten Immunsuppressiva (Azathioprin, 6-Mercaptopurin und Methotrexat) besteht allerdings die Gefahr eines Rezidivs nach zu schnellem Absetzen. Die Gabe von intravenösem Cyclosporin scheint im therapierefraktären Verlauf günstig zu sein. Antibiotika sind beim komplikationslosen Schub der Behandlung mit Steroiden oder 5-ASA unterlegen. Beim therapieresistenten aktiven Verlauf des Morbus Crohn wurde für Metronidazol, gegebenenfalls in Kombination mit Ciprofloxacin, ein Benefit in Einzelfällen nachgewiesen [26].

Chronisch aktiver Verlauf
Liegt über mehr als 6 Monate eine aktive Erkrankung des Morbus Crohn mit einem CDAI 150–200 vor, so empfiehlt sich eine Dauermedikation mit immunmodulierenden Medikamenten: 1. Steroide (z. B. >8 mg 6-Methylprednisolon/Tag oder Äquivalent), 2. Entocort (9 mg Budesonid/Tag) oder 3. Immunsuppressiva (z. B. Azathioprin initial 2–3 mg/kg KG/Tag bzw. 6-Mercaptopurin 1–1,5 mg/kg KG/Tag). In diesen Zusammenhang sei auch darauf hingewiesen, daß das Risiko einer Malignitätsentwicklung unter Immunsuppressiva verschwindend gering ist [27].

Fisteln

Bei 40% der Patienten treten im Verlauf der Erkrankung Fisteln auf. Zur Therapie symptomatischer Fisteln wird bei intestinaler Aktivität (enteroenterische Fisteln) zunächst eine antientzündliche Therapie (Steroide, 5-ASA) empfohlen. Positive Effekte auf das Fistelleiden wurden nach über 2–4monatiger Therapie mit Azathioprin (2–3 mg/kg KG/Tag) bzw. 6-Mercaptopurin (1,5 mg/kg KG/Tag) beschrieben [28]. Rektovaginale oder perianale Fisteln erhalten neben einer Lokalbehandlung eine Therapie mit Metronidazol (10–20 mg/kg KG/Tag) und in Einzelfällen Cyclosporin (i. v. 4 mg/kg KG/Tag) [29]. Allerdings ist eine Heilung der Fisteln durch keine dieser Maßnahmen belegt, und bei Absetzen der Medikation treten häufig Rezidive auf.

Rezidivprophylaxe

Die klinische Rezidivhäufigkeit beträgt nach medikamentöser Behandlung eines Schubes 40% im 1. und 60% kumulativ im 2. Jahr sowie postoperativ 25–30% im 1. Jahr. Insgesamt ist das Risiko eines Relapses schwer zu definieren. Mögliche Hinweise für ein kommendes Rezidiv der Erkrankung lassen sich durch eine gesteigerte intestinale Permeabilität erfassen [30]. Prognostische Indizes mit multiplen Variablen haben sich in der Praxis nicht durchgesetzt. Die Beurteilung über das Erreichen einer Remission richtet sich in erster Linie nach klinischen Gesichtspunkten. Der endoskopische Befund ist bei der Entscheidung über eine Erhaltungstherapie wenig hilfreich, da ihm offensichtlich keine prognostische Bedeutung zukommt [16]. Zur Verhinderung eines Frührezidivs nach akuter Erkrankung erfolgt ein langsames Ausschleichen der Steroide (über 8 Wochen). Darüber hinaus ist eine Verlängerung der Steroidtherapie nach akutem Schub bzw. Einsatz topisch wirksamer Steroide (u. a. Budesonid) beim Morbus Crohn zur Remissionserhaltung nicht belegt. Eine rezidivprophylaktische Wirkung konnte bisher nur für 5-ASA in einer Dosierung von > 1,5–4,0 g/Tag unmittelbar im Anschluß an eine erfolgreiche Steroidbehandlung bzw. postoperativ gesichert werden [31]. Eine weitere Studie weist auf eine Reduktion des endoskopischen Rezidivs nach Resektion des terminalen Ileums durch Metronidazol (20 mg/kg KG/Tag) hin [32]. Eine Indikation für Immunsuppressiva (2–3 mg Azathioprin/kg KG, 1–1,5 mg 6-Mercaptopurin/kg KG) ergibt sich bei häufigen Rezidiven und bei Zustand nach langstreckigen Resektionen. Die Therapie sollte über mindestens 1–2 Jahre (bei Induktion einer Remission auch bis zu 4 Jahre) durchgeführt werden. Auch bei langfristiger Behandlung mit Azathioprin und 6-Mercaptopurin sind regelmäßige Kontrollen (insbesondere Blutbild, Pankreas- und Leberwerte) notwendig. Ein positiver Einfluß von Methotrexat bei der Rezidivprophylaxe des Morbus Crohn ist bisher noch nicht hinreichend durch Studien belegt. Durch einen guten Ernährungszustand wird die Remissionserhaltung gefördert [33]. Von den diätischen Maßnahmen wurde lediglich für die Eliminationsdiät eine rezidivprophylaktische Wirkung nachgewiesen. Andere Diäten (kohlenhydratreduziert, zuckerarm) sind nicht wirksam.

Komplikationen und Begleiterkrankungen

Ein Konglomerattumor, ein Abzeß oder Fisteln, deren Operationspflichtigkeit abgeklärt worden ist, sind keine Kontraindikationen zur Behandlung des akuten Schubs des Morbus Crohn mit hochdosierten Steroiden [34]. Zusätzlich sollen Breitbandantibiotika mit Wirkung im Anaerobierbereich (z. B. Metronidazol, Ciprofloxacin) rechtzeitig eingesetzt werden. Neben Antibiotika ist auch eine totale parenterale Ernährung erforderlich, wenn ein besonders schweres Krankheitsbild mit Zeichen der Peritonitis und der Sepsis oder ein toxisches Megakolon vorliegt.

Fisteln

Außer Lokalbehandlung perianaler Fisteln (Sitzbäder, ggf. Drainagen) und antientzündlicher Therapie (Steroide, Aminosalizylate) empfiehlt sich bei ausgedehntem enterokutanem Fistelsystem oder starker Fistelsekretion eine Behandlung mit Metronidazol (10–20 mg/kg KG/Tag). Eine vorübergehende parenterale Ernährung oder «Stillegung» des distalen Darmabschnittes durch einen Anus praeter erzielt häufig nur einen passageren Fistelverschluß und bedarf einer nachfolgenden operativen Sanierung. Im Einzelfall wird auch eine Abheilung perianaler Fisteln durch Cyclosporin A [29] oder lokale hyperbare O_2-Therapie beschrieben. Enterovesikale und rektovaginale Fisteln werden in der Regel chirurgisch versorgt; dagegen ist bei enteroenterischen Fisteln (Malabsorption) ein primär konservativer Behandlungsversuch mit Steroiden und 5-ASA in Kombination mit Metronidazol gerechtfertigt. Langfristig kann auch durch Immunsuppressiva (Azathioprin, 6-Mercaptopurin) eine Besserung des Fistelleidens erreicht werden [28].

Abzesse

Intraabdominale Abzesse entstehen durch interne Fisteln als Folge transmuraler Entzündung. Sie werden medikamentös, durch perkutane Drainagen oder Operation behandelt. Gelegentlich ist auch die alleinige perkutane Drainage und Pharmakotherapie bei retroperitonalem oder oberflächlich intraabdominalem Abzeß erfolgreich.

Stenosen

Im Gegensatz zur fibrotischen ist nur bei der entzündlichen Stenose ein konservativer Behandlungsversuch mit hochdosierten Steroiden, gegebenenfalls in Kombination mit 5-ASA, angezeigt. Die Ballondilatation endoskopisch zugänglicher narbiger Stenosen ist für umschriebene Indikationen derzeit in klinischer Erprobung.

Begleiterkrankungen

Über die Therapie des akuten Schubes und die medikamentöse Prophylaxe dürfen keineswegs die supportiven Maßnahmen und Behandlung von Begleiterkrankungen vernachlässigt werden. Einen Überblick hierüber findet sich in Tabelle 2. Insbesondere die Beseitigung von Mangelzuständen (Vitamin B_{12}, Folsäure, Spurenelemente), die Behandlung einer Anämie (Eisenmangel) und Ernährungsberatung (gemischte Kost, keine spezielle Diät außer bei besonderen Problemen) müssen im Langzeitkonzept der Betreuung mitberücksichtigt werden. Zur Verbesserung eines reduzierten Ernährungszustandes ist die Gabe einer hochkalorischen Trinknahrung oral oder über eine nasogastrale Sonde der parenteralen

Tab. 2. Supportive Maßnahmen und Behandlung von Begleiterkrankungen

Begleiterkrankung	Maßnahme/Behandlung
Mangelzustände	Vitamin A, C, D, E, K Vitamin B_{12} (1 000 µg i. m./i. v. alle 3 Monate, initial häufiger), Zink, Folsäure, Magnesium, (Selen)
Anämie	bei Eisenmangel: 1. initial mehrmals i. v. Eisen 100 mg in 250 ml NaCl 0,9% über 1–2 h; zur Dauertherapie p. o. Eisensulfat 2×200 mg/Tag oder Eisengluconat 3×300 mg/Tag 2. bei Ineffektivität Erythropoetin s. c., Folsäure, Vitamin B_{12} in Einzelfällen: Erythrozytengabe
Ernährung	keine spezielle Diät (individuelle Verträglichkeiten beachten), im akuten Schub ballaststoffarm, bei Stenosen keine Schalen, keine Kerne etc., bei Fett-Malabsorption MCT-Kost bei Malnutrition (Wachstumsrückstand) Trinkkost mit Ernährungssonde
Gallen-, Nierensteine	Cholestyramin, MCT-Kost, Ca, oxalsäurearme Kost
Osteopenie	Ca, Vitamin D, Bisphosphonate
Mono-/Polyarthritis Sakroileitis	physikalische Therapie, Salazosulfapyridin (3 g/Tag), Schmerzmittel (z. B. Paracetamol), keine Basistherapeutika (cave: NSAIR), Vitamin E (?)
Primär sklerosierende Cholangitis	Urso- oder Chenofalk (10 mg/kg KG/Tag); bei Juckreiz Cholestyramin (12–24 g/Tag)
Therapieresistente Diarrhöen	bei Ausschluß von Stenosen Antiperistaltika (Loperamid, Codein phosphoricum, Tinctura opii, Sandostatin).

MCT = mittelkettige Triglyceride.

Ernährung in der Regel vorzuziehen. Relativ häufig liegen bei Patienten mit Morbus Crohn extraintestinale Begleiterkrankungen (Haut, Gelenke, Augen, Leber, Störungen der Gerinnung etc.) und Komplikationen (Osteopenie, Gallen- oder Nierensteine, Kurzdarmsyndrom) vor. Ihre Behandlung ist für den Allgemeinzustand des Patienten und für den Langzeitverlauf von wesentlicher Bedeutung. Wegen seltener, aber möglicher akuter Nierenschäden unter 5-ASA sollte bei vorbestehender Nierenerkrankung eine 5-ASA-Therapie nur mit Einschränkung erwogen werden [35].

Colitis ulcerosa

Die Aktivität der Erkrankung (CAI) wird durch die Häufigkeit der Stuhlentleerungen, das Auftreten von Blut im Stuhl, Fieber und Allgemeinbefinden sowie zwei Laborparameter (Blutsenkung, Hämokrit) definiert [36].

Therapie des akuten Schubes

Schübe hoher Aktivität

Bei einer hochaktiven Pankolitis und linksseitigen Kolitis werden hochdosierte Steroide allein (Beginn mit 48 mg 6-Methylprednisolon/Tag bzw. 60 mg Prednison/Tag) oder in Kombination mit Aminosalizylaten (3–4 g SASP oder 5-ASA) eingesetzt [37]. Die Reduktion der Steroide erfolgt nach klinischer Symptomatik, jedoch im allgemeinen schneller als bei Morbus Crohn. Je distaler der Befall, desto sinnvoller ist der Einsatz topischer Therapien (Klysmen, Rektalschaum, Suppositorien). Die Ausdehnung der Colitis ulcerosa sagt zunächst nichts über den Schweregrad aus. Auch eine linksseitige Kolitis kann schwer verlaufen mit hochgradiger Entzündung und perianalen Blutungen. Eine zusätzliche rektale Applikation von Medikamenten ist in jedem Fall, d. h. auch bei Pankolitis, indiziert. Zur Verbesserung des Einsatzes von Klysmen werden diese in Linksseitenlage appliziert und versuchsweise die Wirksubstanz in Lokalanästhetika (z. B. 1% Lidocain®, Steigerwald, Darmstadt) gelöst, welche den Defäkationsreiz herabsetzen sollen. Zusätzlich ist die Gabe von Antiperistaltika (z. B. Loperamid®, Heumann, Nürnberg) sinnvoll. Können die Klysmen trotzdem nicht gehalten werden oder liegt eine Proktosigmoiditis vor, so bietet sich alternativ die Verwendung von kortisonhaltigem Rektalschaum (Colifoam®, Trommsdorff, Alsdorf) an. Die rektale Applikation von 4-ASA, 5-ASA, SASP oder Steroidklysmen zeigt bei der distalen Kolitis vergleichbar gute Therapieerfolge. Insbesondere bei Patienten mit therapierefraktärer linksseitiger Kolitis scheint eine Kombination von Steroid- und 5-ASA-Klysmen hilfreich zu sein [38]. Budesonidklysmen (2 mg Entocort) besitzen gegenüber verschiedenen klassischen Steroidklysmen den Vorteil, daß auch bei häufigem Gebrauch keine Depression der endogenen Kortisolproduktion zu finden ist [39]. Es erwies sich in der Klysmentherapie ebenso effektiv wie 4 g 5-ASA [38]. Die Rolle von oralem Budesonid bei der Behandlung der Colitis ulcerosa wird derzeit in klinischen Studien geprüft. Bei sehr schweren Verläufen ist die intravenöse Therapie mit Steroiden (initial 80 mg 6-Methylprednison/Tag oder 100 mg Prednison/Tag) und in der Regel eine parenterale Ernährung indiziert. Auch die intravenöse Gabe von Cyclosporin A (4,0–5,0 mg/kg KG/Tag über 2 Wochen) in Kombination mit hochdosierten Steroiden unter genauer klinischer Beobachtung und Hinzuziehung des Chirurgen stellt eine mögliche Option zur Vermeidung einer Operation dar [40].

Schübe bis zu mittlerer Aktivität

Die vergleichbare Wirksamkeit von 5-ASA und SASP konnte in Studien belegt werden [35]. Auch 5-ASA-Kombinationspräparate wie Olsalazin (Dipentum®, Pharmacia & Upjohn, Erlangen; 1–2 g/Tag) und Balsalazid (Colazide®; 2,5–3 g/Tag) können in der Behandlung des mittelschweren Schubes erfolgreich eingesetzt werden. Das Auftreten von Diarrhöen unter Olsalazin (9% bei 1 g/Tag und 19% bei 2 g/Tag) reduziert sich bei Einnahme des Medikamentes nach den Mahlzeiten und nur distalem oder linksseitigem Befall. Bei leichter und mittelschwerer Colitis ulcerosa empfiehlt sich ebenfalls eine topische Therapie. Neue Behandlungsansätze einschließlich Butyratklysmen, oraler Lipoxygenaseinhibitoren und Omega-3-Fettsäuren zeigten in verschiedenen Studien bei einigen Patienten einen günstigen Einfluß auf die Colitis ulcerosa, haben sich in der allgemeinen Praxis aber bisher nicht durchsetzen können.

Chronisch aktiver steroidrefraktärer Verlauf

Läßt sich nach akutem Schub unter Ausschleichen der Steroide keine dauerhafte Remission erreichen, so ist der Einsatz von Immunsuppressiva (Beginn mit 2–3 g Azathioprin/kg KG/Tag bzw. 1–1,5 mg 6-Mercaptopurin/kg KG/Tag) eine mögliche Alternative; allerdings gibt es hierzu bei der Colitis ulcerosa im Gegensatz zum Morbus Crohn nur wenige publizierte Daten. In retrospektiven Studien konnten durch immunsuppressive Therapie die Steroide immerhin bei bis zu 60–70% der Patienten entscheidend reduziert oder abgesetzt werden [41]. Bei Patienten mit distaler oder linksseitiger Colitis ulcerosa sollte vor Einsatz der Immunsuppressiva eine nochmalige Intensivierung der Lokaltherapie (5-ASA plus Steroide) versucht werden. Eine Behandlung der chronischen steroidabhängigen Colitis ulcerosa mit Methotrexat, Metronidazol oder oralem Cyclosporin A ist nicht gerechtfertigt.

Proktitis

Beim alleinigen distalen Befall des Kolons im Sinne einer Proctitis ulcerosa ist eine orale Therapie nur von geringem Nutzen. Der therapeutische Schwerpunkt liegt in der Anwendung topischer Präparate (5-ASA bzw. Steroid-/Budesonidklysmen, Colifoamschaum, 5-ASA bzw. Steroidsuppositorien). Wichtig ist, daß die Therapie ausreichend lange (≥6 Wochen) durchgeführt werden muß. Erst bei Nichtansprechen auf die Behandlung nach 6 Wochen besteht eine Therapieresistenz. Nur in diesem Fall ist gegebenenfalls auch eine systemische Therapie mit Steroiden bzw. Immunsuppressiva sowie bei Versagen auch eine Proktokolektomie zu erwägen (Tab. 3).

Rezidivprophylaxe

Zur Remissionserhaltung wird der Einsatz von Sulfasalazin (2 g/Tag) bzw. von 5-ASA (≥1,5 g/Tag) empfohlen, wobei die Rezidivrate um 50% innerhalb eines Jahres vermindert ist [42]. Hierbei scheinen beide Substanzen ähnlich wirksam, 5-ASA jedoch bezüglich der Nebenwirkungsrate besser verträglich zu sein. Sowohl Mesalazin als auch Olsalazin (1 g/Tag) eignen sich zur Erhaltungstherapie. Wegen der fehlenden Resorption von 5-ASA im Dünndarm ist das Risiko einer Nephrotoxität von Olsalazin auch bei langfristiger Anwendung minimal. Analog zur Behandlung der aktiven Erkrankung orientiert sich die Applikationsform an der Lokalisation und Ausdehnung der initialen Darmentzündung. Bei Patienten mit Proktitis, die bisher keine orale Medikation hatten, ist auch die alleinige Gabe von zwei Suppositorien 5-ASA à 500 mg remissionserhaltend.

Die Wirksamkeit von Mesalazin und SASP in der Remissionserhaltung ist belegt. Die entscheidende Frage ist, wie lange diese Therapie fortgesetzt werden sollte. Für eine langfristige Anwendung spricht, daß unter 5-ASA weniger kolorektale Karzinome gefunden werden. Es wird vom Einzelfall abhängen, ob man bei Rezidivfreiheit nach 2 Jahren einen Auslaßversuch durchführen kann. Bei Patienten mit therapierefraktärer oder steroidabhängiger Colitis ulcerosa, welche unter Azathioprin bzw. 6-Mercaptopurin in Remission gekommen sind, empfiehlt es sich, diese Medikation in niedriger Dosis (1 mg Azathioprin/kg KG; 0,5 mg 6-Mercaptopurin/kg KG) zur Rezidivprophylaxe fortzusetzen. Eine langfristige remissionserhaltende Therapie mit oralem Cyclosporin A hat sich nicht durchgesetzt. Während die Ergebnisse zur Modulation der Darmflora im akuten Schub der Colitis ulcerosa wenig überzeugend sind, liegen zur Rezidivtherapie (z. B. mit Mutaflor, *Escherichia coli* nach Nissle) vielversprechende Studien vor [43].

Komplikationen und Begleiterkrankungen

Das Vorliegen einer akut toxischen Kolitis erfordert eine enge Zusammenarbeit zwischen Internisten und Chirurgen. Bei relativer Operationsindikation wird versucht, unter intensiver konservativer Therapie (Steroide, Antibiotika, totale parenterale Ernährung, koloskopische Absaugung) den Zustand des Patienten zu verbessem. Tritt innerhalb von 24–48 h keine sichtbare klinische Besserung auf, muß eine Notfallkolektomie erwogen werden.

Aufgrund des fehlenden Dünndarmbefalls sind Patienten mit Colitis ulcerosa weniger häufig von Mangelzuständen betroffen als Patienten mit Morbus Crohn. Eine Hypoalbuminämie (exsudative Enteropathie) und Anämie (Blutungen) ist jedoch bei ausgedehnter schwerer Pankolitis relativ häufig zu finden. Bei Colitis ulcerosa verschwin-

Tab. 3. Basisschema zur medikamentösen Therapie der Colitis ulcerosa

Aktivität	Pankolitis	Linksseitige Kolitis	Proktitis
Stark	4,5 g SASP/5-ASA 60–100 mg Prednison i. v. zusätzlich: 3×15-ASA-Klysma Budenosidklysmen Colifoamschaum	4,5 g SASP/5-ASA 60 mg Prednison zusätzlich: 3×15-ASA-Klysma Budenosidklysmen Colifoamschaum	3×1 ASA-Suppositorium Rectodelt-Suppositorien Colifoamschaum, Budenosidklysmen
Mittel	3–4 g SASP/5-ASA 40 mg Prednison 3×15-ASA-Klysma Budenosidklysmen Colifoamschaum	3–4 g SASP/5-ASA 40 mg Prednison 3×15-ASA-Klysma Budenosidklysmen Colifoamschaum	3×15-ASA-Supp Colifoamschaum, Budenosidklysmen
Leicht	3–4 g SASP/5-ASA 3×15-ASA-Klysma	3–4 g SASP/5-ASA 3×15-ASA-Klysma	3×15-ASA-Suppositorium
Zur Remission	1,5 g SASP/5-ASA	2 g SASP/1,5 g 5-ASA 1 g 5-ASA-Klysmen	2×15-ASA-Suppositorium

Angegeben wurden jeweils die Therapie der 1. Wahl und Behandlungsmöglichkeiten der 2. Wahl.

den die Gelenkbeschwerden nach Kolektomie, während die assoziierte ankylosierende Spondylitis (und verschiedene Begleiterkrankungen von Haut, Augen, Leber etc.) nicht typischerweise mit der Aktivität der Grunderkrankung korreliert und ihre Prognose somit durch Kolektomie nicht zu verbessern ist. Die Therapie der primär sklerosierenden Cholangitis (PSC) ist bisher unbefriedigend: Die orale Gabe von Ursodesoxycholsäure (10 mg/kg KG) beeinflußt den Krankheitsverlauf nicht wesentlich [44]. Komplikationen (extrahepatische Gallengangstenosen, bakterielle Cholangitis) werden mittels endoskopischer Dilatation (ggf. plus Gallengangstent) bzw. perkutaner biliärer Drainage, Antibiose und vorübergehender parenteraler Ernährung behandelt. Eine prophylaktische Gabe von Antibiotika hat keinen Einfluß auf den Krankheitsverlauf. Durch Einnahme von Gallensäurebindern (z.B. 12–14 g Cholestyramin/Tag) kann bei einigen Patienten der Juckreiz gemindert werden. Wegen des deutlich erhöhten Risikos, ein cholangiozelluläres Karzinom zu entwickeln, sollte auch die Möglichkeit einer Lebertransplantation frühzeitig in das Behandlungskonzept miteinbezogen werden.

Literatur

1 Nicolaus S, Bauditz J, Gionchetti P, Witt C, Lochs H, Schreiber S: Increased secretion of proinflammatory cytokines by circulating polymorphonuclear neutrophiles and regulation by interleukin 10 during intestinal inflammation. Gut 1998 (in press).

2 Sator RB: Cytokines in intestinal inflammation: Pathophysical and clinical considerations. Gastroenterology 1994;106:533–539.

3 Schreiber S, Heinig T, Panzer U, Reinking R, Bouchard A, Stahl PD, Raedler A: Impaired response of activated mononuclear phagocytes to interleukin 4 in inflammatory bowel disease. Gastroenterology 1995;108:21–33.

4 Oudkerk Pool M, Ellerbroek PM, et al: Serum ANCA in inflammatory bowel disease are mainly associated with colitis ulcerosa. A correlation study between perinuclear ANCA and clinical parameters, medical and surgery treatment. Gut 1993;34:46–50.

5 Dippold W, Wittig B, Schwaeble W, Maynet W, Meyer zum Büschenfelde KH: Expression of intracellular adhesion molecule 1 (ICAM 1, CD 54) in colonic epithelial cells. Gut 1993; 34:1593–1597.

6 Grisham MB, Granger DN: Neutrophil mediated mucosal injury. Role of reactive oxygen metabolites. Dig Dis Sci 1988;33:6S–15S.

7 MacPherson A, Khoo UY, Forgacs I, Philpott-Howard J, Bjarnason I: Mucosal antibodies in inflammatory bowel disease are directed against intestinal bacteria. Gut 1996;38:365–375.

8 Yang H, Rotter JI: Genetics of inflammatory bowel disease; in Targan SR, Sharan F (eds): Inflammatory Bowel Disease: From Bench to Bedside. Baltimore, Williams & Wilkins, 1994, pp 32–64.

9 van Dullemen HM, van Deventer SJH, Hommes DW, et al: Treatment of Crohn's disease with antitumor necrosis factor chmeric antibody (cA2). Gastroenterology 1995;1009:129–135.

10 Emmrich J, Seyfarth M, Fleig WE, Emmrich F: Treatment of inflatnmatory bowel disease with anti-CD4 monoclonal antibody (letter). Lancet 1991;338:570–571.

11 Mahida YR, Gallaghar A, Kurlak L, Hawkey CJ: Plasma and tissue interleukin-2 receptor levels in inflammatory bowel disease. Clin Exp Immunol 1990;82:75–80.

12 Schreiber S, Heining T, Thiele HG, Raedler A: Immunregulatory role of interleukin 10 in patients with inflammatory bowel disease. Gastroenterology 1995;108:1434–1444.

13 Best WR, Becktel JM, Singelton JW, et al: Development of Crohn's disease activity index. National Cooperative Crohn's disease study. Gastroenterology 1976;70: 439–444.

14 Malchow H, Ewe K, Brandes JW, Goebell H, Ehms H, Sommer H, Jedinsky H: Europan Cooperative Crohn's Disease Study (ECCDS). Results of drug treatment. Gastroenterology 1984;86:249–266.

15 Ewe K, Press AG, Singe CC, Stufler M, Ueberschaer B, Hommel G, Meyer zum Büschenfelde KH: Azathioprine combined with predni solone or monotherapy with prednisolone in active Crohn's disease. Gastroenterology 1993;105: 367–372.

16 Landi B, N'gyen ANH T, Cortot A, Soule JC, Rene E, Gendre JP, Bories P, See A, Metman EH, Florent C, Lerebours E, Mary JY, Modigliani R, and the Groupe détudes therapeutiques des affections inflammatoires digestives (GETAID): Endoscopic monitoring of Crohn's disease treatment: A prospective, randomized clinical trial. Gastroenterology 1992; 102:1647–1653.

17 Muller JM, Keller HW, Erasmi H, Pichlmaier H: Total parenteral nutrition as the sole therapy in Crohn's disease – a prospective study. Br J Surg 1983;70:40–43.

18 Rutgeerts P, Löfberg R, Malchow H, et al: A comparison of budesonide with prednisolone for active Crohn's disease. N Engl J Med 1994;331:842–845.

19 Novacek G, Kleinberger M, Vogelsang H, Moser G, Lochs H: Budenoside in glucocorticoid dependent chronic active Crohn's disease. Z Gastroenterol 1995;33:251–254.

20 Singleton JW, Hanauer S, Gitnick GL, Peppercorn MA, Robinson M, Wruble L, Krawitt E: The Pentasa Crohn's disease study group: Mesalamine capsules for the treatment of active Crohn's disease: Results of a 16-week trial. Gastroenterology 1993;104:1293–1301.

21 Griffiths AM, Ohlsson A, Sherman PM, Sutherland LR: Meta-analysis of enteral nutrition as a primary treatment of active Crohn's disease. Gastroenterology 1995;108:1056–1067.

22 Lochs H, Steinhardt HJ, Klaus-Wentz B, Zeitz M, Vogelsang H, Sommer H, Fleig WE, Bauer P, Schirrmeister J, Malchow H: Comparison of enteral nutrition and drug treatment in active Crohn's disease. Results of European Cooperative Disease Study IV. Gastroenterology 1991; 101:881–888.

23 Present DH, Lorelitz N, Wisch JL, Glass D, Sachar B, Paternack B: Treatment of Crohn's disease with 6-mercaptopurine. A long-term randomized double blind study. N Engl J Med 1980;302:981–987.

24 Sandborn WJ, van Os EC, Zins BJ, et al: An intravenous loading dose of azathioprine decreases the time to response in patients with Crohn's disease. Gastroenterology 1995;109:1808–1817.

25 Feagan B, Rocon J, Fedorak R, Irvine J, Wild G, Sutherland L, Steinhardt H, Greenberg G, McDonald J: Methotrexate for the treatment of Crohn's disease. N Engl J Med 1995;332:292–297.

26 Prantera C, Kohn A, Zannoni F, Spimpolo N, Bonfa M: Metronidazole plus ciprofloxacin in the treatment of active refractory Crohn's disease: Results of an open study. J Clin Gastroenterol 1994;19:79–88.

27 Bouhnik Y, Lemann M, Mary JY, Scemama G, Tai R, Matuchansky C, Modigliani R, Rambaund JC: Long-term follow-up of patients with Crohn's treated with azathioprine or 6-mercaptopurine. Lancet 1996;347:215–219.

28 Korelitz BI, Present DH: Favorable effect of 6-mercaptopurine on fistulae of Crohn's disease. Dig Dis Sci 1985;30:58–64.

29 Present DH, Lichtiger S: Efficacy of cyclosporine in treatment of fistula in Crohn's disease. Dig Dis Sci 1994;39:374–380.

30 Wyatt J, Vogelsang H, Hubl W, Waldhoer T, Lochs H: Intestinal permeability and the prediction of relapse in Crohn's disease. Lancet 1993;341:1437–1439.

31 Modigliani R, Colombel JF, Dupas JL, Dapoigny M, Costil V, Veyrac M, Duclos B, Soule JC, Gendre JP, Galmiche JP, et al (GETAID): Mesalamine in Crohn's disease with steroid-induced remission: Effect on steroid withdrawel and remission mainance. Gastroenterology 1996;110:688–693.

32 Rutgeerts P, Hiele M, Goebes K, et al: Controlled trial of metronidazole treatment for prevention of Crohn's recurrence after ileal resection. Gastroenterology 1996;108:1617–1621.

33 Fernandez-Banares F, Cabre E, Esteve-Comas M, Gassull MA: How effective is enteral nutrition in including clinical remission in active Crohn's disease? A meta-analysis of the randomized clinical trials. JPEN J Parenter Enteral Nutr 1995;19:356–364.

34 Felder JB, Adler DJ, Korelitz BI: The safety of corticosteroid therapy in Crohn's disease with an abdominal mass. Am J Gastroenterol 1991;86:1450–1455.

35 Schreiber S, Hämling J, Zehnter E, et al: Renal tubular dsyfunction in aminosalicylate treated patients with inflammatory bowel disease. Gut 1997;40:761–766.

36 Rachmilewitz D: Coated mesalazine (5-aminosalicylic acid) versus sulphasalazine in the treatment of active ulcerative colitis: A randomized trial. Br Med J 1989;298:82–86.

37 Truelove SC, Witts LJ: Cortisone in ulcerative colitis. Final report on a therapeutic trial. Br Med J 1995;2:1041–1048.

38 Bitton A, Peppercorn MA: Medical therapy of ulcerative proctitis and proctosigmoiditis, including refractory disease. Inflamm Bow Dis 1995;1:207–219.

39 Danielsson A, Lofberg R, Perrson T, Salde L, Schioler R, Suhr O, Willen R: A steroid enema budesonide, lacking systemice effects for the treatment of distal ulcerative colitis or proctitis. Scand J Gastroenterol 1992;27:9–12.

40 Lichtiger S, Present DH, Kornbluth H, et al: Cyclosporine in severe ulcerative colitis refractory to steroid therapy. N Engl J Med 1994; 330:1841–1845.

41 Adler D, Korelitz BI: The therapeutic efficacy of 6-mercaptopurine in refractory ulcerative colitis. Am J Gastroenterol 1990;85:717–722.

42 Riley SA, Mani V, Goodman MJ, Herd ME, Dutt S, Turnberg LA: Comparison of delayed-release 5-aminosalicylic acid (mesalazine) and sulfasalazine as maintance treatment for patients with ulcerative colitis. Gastroenterology 1988; 94:1384–1389.

43 Kruis W, Schutz E, Fric P, Fixa B, Judmaier G, Stolte M: Double-blind comparison of an oral *Escherichia coli* preparation and mesalazine in maintaining remission of ulcerative colitis. Aliment Pharmacol Ther 1997;11:853–858.

44 Wiesner RH: Current concepts in primary sclerosing cholangitis. Mayo Clin Proc 1994;69:969–982.

Chirurgische Gastroenterologie
mit interdisziplinären Gesprächen

Hauptthema · Main Theme

Chir Gastroenterol 1998;14:120–125

Ch. Gasché

Abteilung für Gastroenterologie und Hepatologie,
Neues Allgemeines Krankenhaus, Wien,
Österreich

Extraintestinale Manifestationen der chronisch entzündlichen Darmerkrankungen

Schlüsselwörter
Chronisch entzündliche Darmerkrankungen: extraintestinale Manifestationen, Komplikationen, Morbus Crohn, Colitis ulcerosa

Zusammenfassung
Noch vor 3 Jahrzehnten wurden chronisch entzündliche Darmerkrankungen (CED) als darmspezifische Erkrankungen betrachtet. Mittlerweile haben wir gelernt, CED als einen systemischen Erkrankungskomplex mit Zentrum im Gastrointestinaltrakt aufzufassen. Die Kenntnis von extraintestinalen Manifestationen ist sowohl im Rahmen der Primärdiagnostik als auch in der weiteren medizinischen Betreuung von Patienten mit CED relevant. Extraintestinale Manifestationen unterscheiden sich nach deren Assoziation von der intestinalen Entzündung. Bekannt sind diejenigen, deren Symptome mit der intestinalen Aktivität parallel (periphere Arthritis, Erythema nodosum, Episkleritis), teilassoziiert (Pyoderma gangraenosum, Uveitis anterior) oder unabhängig davon verlaufen (Sakroiliitis, ankylosierende Spondylitis, primär sklerosierende Cholangitis). Des weiteren müssen Krankheitskomplikationen von Manifestationen abgegrenzt werden. Als extraintestinale Komplikationen werden jene systemischen Krankheitsaspekte, die als Folge intestinaler Entzündung oder gestörter intestinaler Funktion entstehen, bezeichnet. Extraintestinale Komplikationen wie Anämie oder Osteoporose können ein wesentliches therapeutisches Problem darstellen. Malnutrition, Wachstumsretardation oder rezidivierende Nierensteine gelten auch bei nur geringer Durchfallsproblematik als Richtungsweiser für eine diagnostische gastrointestinale Durchuntersuchung. Perioperativ ist das Auftreten thromboembolischer Komplikationen zu beachten. Durch eine bessere Kenntnis der Zusammenhänge von intestinalen und extraintestinalen Krankheitsmanifestationen bzw. -komplikationen wird die Voraussetzung für eine individuell angepaßte Behandlung geschaffen.

Key Words
Chronic inflammatory bowel diseases: extraintestinal manifestations, complications, Crohn's disease, ulcerative colitis

Summary
As long as three decades ago, inflammatory bowel diseases (IBD) were regarded as bowel-specific diseases. Over time we have learned that IBD is more a systemic disease with its main manifestation in the gut. The knowledge of extraintestinal manifestations is relevant both for primary diagnosis of disease and for clinical follow-up of patients. It is useful to distinguish extraintestinal manifestations by their association with intestinal inflammatory activity. There are some extraintestinal manifestations which occur parallel with intestinal symptoms (peripheral arthritis, erythema nodosum, episcleritis), which are partially associated (pyoderma gangrenosum, anterior uveitis) with or which are independent of the underlying disease (sacroiliitis, ankylosing spondylitis, primary sclerosing cholangitis). We have additionally learned to separate disease manifestations from disease complications. Extraintestinal complications are considered as those disease aspects which result from intestinal inflammation or from disorder of intestinal function. Extraintestinal complications such as anemia or osteoporosis may reflect a serious therapeutic problem. Malnutrition, growth failure or nephrolithiasis are indicators for a diagnostic gastrointestinal evaluation. The increased risk of thromboembolic complications is relevant especially in the perioperative setting. The increased understanding of interactions between intestinal and extraintestinal disease manifestations and complications is the essence for an individually optimized therapy.

KARGER

Fax (07 61) 4 52 07 14
www.karger.com
This article is accessible online at: http://BioMedNet.com/karger

Dr. Christoph Gasché
Abteilung für Gastroenterologie und Hepatologie
Neues Allgemeines Krankenhaus
Universitäts-Klinik für Innere Medizin IV
Währinger Gürtel 18–20
A-1090 Wien

Einleitung

In vielen Bereichen der Medizin wächst die Überzeugung, daß sogenannte organspezifische Erkrankungen nicht wirklich organspezifisch sind, sondern auch den Rest des Körpers betreffen können. Noch vor 3 Jahrzehnten hat man auch chronisch entzündliche Darmerkrankungen (CED) als darmspezifisch betrachtet. Durch die Vielzahl an extraintestinalen Mitbeteiligungen haben wir mittlerweile gelernt, CED als einen systemischen Erkrankungskomplex mit Hauptausprägung im Gastrointestinaltrakt aufzufassen. Bis zu 60% aller CED-Patienten leiden zumindest einmal im Krankheitsverlauf an einer extraintestinalen Manifestation [1]. In vielen Fällen gehen diese als initiales Krankheitssymptom der intestinalen Symptomatik voraus. Grundsätzlich sind extraintestinale Manifestationen imstande, nahezu jedes Organ zu betreffen. Die Kenntnis von extraintestinalen Manifestationen ist daher im Rahmen der Primärdiagnostik, aber auch in der klinischen Betreuung von Patienten mit CED relevant.

Neben den extraintestinalen Manifestationen hat sich in den letzten Jahren der Begriff der extraintestinalen Komplikationen etabliert [2]. Darunter versteht man jene Symptome, die als Folge chronisch intestinaler Entzündung und damit verbundener gestörter intestinaler Funktion oder Anatomie entstehen. Als Beispiel sei die CED-assoziierte Anämie erwähnt, deren Ursache sowohl in der intestinalen Freisetzung proinflammatorischer, die Erythropoese inhibierender Zytokine als auch im absoluten Eisenmangel durch chronisch intestinalen Blutverlust zu finden ist. Extraintestinale Komplikationen sind klinisch nicht weniger bedeutsam als extraintestinale Manifestationen. Häufig sind sie primäres Behandlungsziel (z. B. Malnutrition, Wachstumsretardation).

Pathogenese der extraintestinalen Manifestationen

Es gibt eine Reihe von theoretischen Überlegungen, wie sich das Auftreten von extraintestinalen Krankheitsherden erklären läßt. Keine dieser Theorien gilt als absolut gültig. Vielmehr wird angenommen, daß die verschiedenen extraintestinalen Läsionen auch durch ein buntes Bild an Pathomechanismen entstehen.

Konzept der zellulären Wanderung

Die Tatsache, daß einige extraintestinale Manifestationen mit intestinaler Krankheitsaktivität assoziiert sind, unterstützt das Konzept der zellulären Wanderung. Mukosale Lymphozyten werden bei CED durch Kontakt mit luminalen Antigenen aktiviert. Über das lymphatische Netz können diese Zellen in mesenterielle Lymphknoten und weiter in die Zirkulation gelangen. Es gibt Hinweise, daß sich aktivierte intestinale Lymphozyten unter Benutzung spezifischer Oberflächenmoleküle in anderen mukosalen Körperteilen ansiedeln können, vor allem in Organen des «mucosa-associated lymphatic tissue» (MALT) wie z. B. Lunge, Mamma oder Urogenitaltrakt [3]. Extraintestinale Manifestationen in diesen Organen sind jedoch selten. Die Haut besitzt beispielsweise andere Homing-Rezeptoren. Es ist daher anzunehmen, daß aktivierte intestinale Lymphozyten im Rahmen der zellulären Wanderung ihr spezifisches Homing-Rezeptor-Repertoire verändern. Dafür gibt es jedoch keine Hinweise.

Modell der Kreuzreaktivität

Die Organspezifität der extraintestinalen Manifestationen läßt sich besser durch das Modell der Kreuzreaktivität von Lymphozyten auf verschiedene Zielstrukturen erklären. Dabei würden aktivierte Zellen überallhin migrieren, sich jedoch nur dort niederlassen, wo sie ein Antigen erkennen, gegen das sie gerichtet sind. Kürzlich konnte bei Patienten mit Colitis ulcerosa ein IgG-Antikörper gegen ein 40-kD-Protein aus der Tropomyosin-Gruppe nachgewiesen werden, das in intestinalen Epithelzellen exprimiert wird [4, 5]. Über Antikörperbildung kommt es zu Komplementaktivierung, Anlockung zirkulierender Granulozyten und unspezifischer Gewebszerstörung. Dieselbe Arbeitsgruppe beobachtete, daß Antikörper gegen dieses Protein nicht nur spezifisch gegen intestinale Epithelzellen gerichtet sind, sondern auch Strukturen auf Gallengangzellen, im Ziliarkörper des Auges und auf Chondrozyten erkennen [6, 7]. Unter diesen Umständen wäre es möglich, daß B-Lymphozyten, die spezifische Immunglobuline gegen dieses 40-kD-Protein bilden, auch in extraintestinalen Organen über Komplementaktivierung Gewebsschädigung hervorrufen. Da ähnliche Antigene bei Morbus Crohn bislang nicht nachgewiesen wurden, erhöht dieses Konzept das Verständnis für die Tatsache, daß bestimmte extraintestinale Manifestationen vermehrt bei Patienten mit Colitis ulcerosa zu finden sind (z. B. die primär sklerosierende Cholangitis).

Induktion durch Bakterien

Da die luminale Konzentration von intestinalen Keimen nach der Ileozökalklappe um den Faktor 10^3 steigt, ist klar, daß der epithelialen Barrierefunktion der Kolonschleimhaut besondere Bedeutung zukommt. Bei Zerstörung derselben im Rahmen einer akuten infektiösen oder chronischen Kolitis können Produkte intestinaler Bakterien in die systemische Zirkulation gelangen und theoretisch zu Entzündungsreaktionen in entfernten Organen führen. So sind einige extraintestinale Manifestationen (wie z. B. die periphere Arthritis oder das Erythema nodosum) nicht CED-spezifisch, sondern können auch im Rahmen einer akuten Kolitis (z. B. durch Yersinia enterocolica) oder anderen bakteriellen Erkrankungen (z. B. rheumatisches Fieber) auftreten. Dieselben extraintestinalen Manifestationen finden sich typischerweise bei ausgedehntem Kolonbefall bei Morbus Crohn. Diese Beobachtung erinnert an das Auftreten von Arthritis im Rahmen der bakteriellen Überwucherung bei Blind-loop-Syndrom.

Die genetische Basis von CED

Eine Reihe von Daten untermauert das Vorhandensein spezifischer genetischer Defekte bei CED [8, 9]. Da genetische Defekte typischerweise nicht organspezifisch sind, sondern jede Zelle im Körper betreffen, muß man sich fragen, wieso nicht alle Organsysteme bei CED betroffen sind. Wir haben von den Modellen genetisch veränderter Tiere (IL-10- oder IL-2-knock-out-Mäuse, HLA-B27-transgene Ratten) gelernt, daß die Entfernung oder Überexpression eines bestimmten Gens zu darmspezifischer chronischer Entzündung führen kann [10, 11, 12]. Ganz darmspezifisch ist die Entzündungsreaktion bei diesen Modellen jedoch nicht. Vielmehr nehmen wir an, daß es eine organselektive Wichtigkeit bestimmter Gene gibt, die wahrscheinlich mit der organspezifischen In-vivo-Expression der Genprodukte korreliert. Je nach Gen ist eine andere Organverteilung denkbar. Da CED keine monogenetischen Defekte, sondern vielmehr einen polygenetischen Erkrankungskomplex darstellen, wird es leicht verständlich, wieso verschiedene Patienten ein unterschiedliches intestinales wie auch extraintestinales Befallsmuster aufweisen [13].

Einteilung der extraintestinalen Manifestationen

Die am meisten verwendete Klassifikation der extraintestinalen Manifestationen unterscheidet zwischen solchen, deren Symptome parallel zur intestinalen Aktivität bzw. mit der intestinalen Aktivität teilweise assoziiert verlaufen, und denjenigen, die von der intestinalen Aktivität unabhängig sind (Tab. 1). Letztere entsprechen Begleiterkrankungen. Diese Einteilung hat sich gegenüber einer Reihe von anderen Strukturierungen in der Praxis insofern bewährt, als daß sie als Leitfaden für die Therapie extraintestinaler Manifestationen verwendet werden kann. So führt eine darmspezifische antiinflammatorische Therapie oder die Kolektomie bei Colitis ulcerosa bei den ersteren meist zu einer Verbesserung der Symptomatik, sind aber bei den letzteren in der Regel unwirksam.

Grundsätzlich gibt es kein Organsystem, daß von extraintestinalen Manifestationen nicht betroffen sein kann. Die am häufigsten beteiligten Organe sind Haut, Gelenke, Augen und Leber.

Haut

Erythema nodosum

Das Erythema nodosum ist die häufigste kutane Läsion bei CED. Es tritt häufiger bei Patienten mit Morbus Crohn und insbesonders bei ausgedehntem Kolonbefall auf. Typischerweise beginnt die Läsion mit einem oder mehreren warmen, roten, schmerzhaften Knoten an den Unterschenkeln. Prinzipiell können diese Läsionen jedoch am gesamten Körper auftreten. Histologisch handelt es sich um eine Entzündungsreaktion im subkutanen Bindegewebe (Pannikulitis), welche durch ein gemischtzelliges, neutrophilenreiches Infiltrat charakterisiert ist. Während einzelne Läsionen spontan oder unter Therapie abheilen, können an anderen Stellen neue Läsionen auftreten. Das Erythema nodosum ist typischerweise mit dem intestinalen Krankheitsschub assoziiert und wird durch systemische Steroidtherapie effektiv mitbehandelt.

Tab. 1. Klassifikation der extraintestinalen Manifestationen

Verlauf mit CED-Aktivität parallel:
Periphere Arthropathie
Erythema nodosum
Episkleritis
Verlauf mit CED-Aktivität teilweise assoziiert:
Pyoderma gangraenosum
Uveitis anterior (Iridozyklitis)
Pankreatitis, Myokarditis, Pleuroperikarditis
Verlauf unabhängig von CED-Aktivität: (Begleiterkrankungen)
Sakroiliitis
Ankylosierende Spondylitis
Primär sklerosierende Cholangitis
Psoriasis

Pyoderma gangraenosum

Das Pyoderma gangraenosum tritt deutlich seltener als das Erythema nodosum auf, ist aber auch weit gefürchteter. Die Läsion beginnt üblicherweise als schmerzhafte papulöse Eiterpustel, die innerhalb von Stunden bis Tagen zentral ulzeriert und an Größe zunimmt. Der Ulkusrand ist schmierig belegt, dunkelrot und leicht erhaben. Die Läsion entsteht häufig an Stellen vorangegangener Traumata und tritt daher bevorzugt an der unteren Extremität auf. Die Diagnostik und Behandlung soll in den Händen des dermatologischen Facharztes liegen. Eine hochdosierte immunsuppressive Therapie ist meist erforderlich. Gute Erfolge konnten mit intravenöser Cyclosporingabe erzielt werden.

Stomatitis aphthosa

Im Grunde genommen zählt die Stomatitis nicht zu den extraintestinalen, sondern zu den intestinalen Manifestationen der Erkrankung. Während in der Literatur die Inzidenz der Stomatitis aphthosa mit bis zu 20% angegeben wird, beobachten wir in der Praxis diese Entzündung der Mundschleimhaut wesentlich seltener. Die Stomatitis betrifft typischerweise Patienten mit schwerem systemischem Krankheitsbild, meist nur im Rahmen des primären Krankheitsschubs vor der ersten effektiven Behandlung.

Gelenke, Skelett, Muskeln

Periphere Arthropathie

Die periphere seronegative Arthralgie ist die insgesamt häufigste extraintestinale Manifestation im Rahmen von CED. Typischerweise klagen Patienten über wiederholte Episoden peripherer Oligoarthralgie. Am häufigsten sind Knie, Sprunggelenke, Handgelenke, Ellbogen oder Hüftgelenke betroffen. Nur selten kommt es zu Gelenkergüssen mit Schwellung, Rötung und Zeichen von Arthritis. Im Unterschied zur rheumatoiden Arthritis ist die seronegative Arthritis bei CED nicht destruktiv und führt zu keiner Gelenkdeformation. Der Gelenkerguß enthält neutrophile Granulozyten, ist steril und bezüglich Glukose, Protein oder Rheumafaktor negativ. Häufig ist die periphere Arthritis Erstsymptom bei Patienten mit CED. Eine Ileokoloskopie zur Abklärung von Patienten mit idiopathischer seronegativer Arthropathie sollte unbedingt angestrebt werden. Da die Gelenkbeschwerden meist stark mit dem intestinalen Krankheitsschub assoziiert sind, ist in den meisten Fällen eine getrennte Behandlung nicht notwendig. Sulfasalazin sollte aufgrund der positiven Wirkung auf Gelenke in Fällen einer 5-Aminosalizylsäure-Therapie ausnahmsweise gegenüber Mesalazin bevorzugt werden. Zur Schmerzsenkung werden Parazetamol oder Tramadol eingesetzt. Bei Verwendung von nicht steroidalen Antirheumatika kann sich die intestinale Krankheitsaktivität verschlechtern. Über eine bessere intestinale Verträglichkeit von selektiven COX-II-Inhibitoren liegen derzeit noch keine kontrollierten Daten vor.

Sakroiliitis – ankylosierende Spondylitis (Morbus Bechterew)
Sakroiliitis kann mit oder ohne begleitende Spondylitis auftreten. Typischerweise klagen die Patienten über morgendliche Schmerzen vor dem Aufstehen. Die Sakroiliitis per se ist nicht mit einer erhöhten Prävalenz von HLA-B27 assoziiert. Der Zusammenhang von HLA-B27 und die Entstehung von CED ist weiterhin unklar. Klinisch scheint eine HLA-B27-Positivität jedoch keinen Einfluß auf den Krankheitsverlauf zu haben. Im Gegensatz zur Sakroiliitis ist bei ankylosierender Spondylitis eine Assoziation mit HLA-B27 bei 70% der Patienten nachweisbar. Dies ist jedoch deutlich geringer als bei idiopathischem Morbus Bechterew (etwa 90–95% HLA-B27-positiv). Die ankylosierende Spondylitis beginnt mit morgendlicher Steifheit, welche typischerweise bei Bewegung abnimmt, und kann in manchen Fällen zur kompletten Unbeweglichkeit der Wirbelsäule führen. Physikalische Therapie wird zur Erhaltung der Beweglichkeit und zur Schmerzsenkung eingesetzt.

Leber
Pericholangitis – primär sklerosierende Cholangitis
Die primär sklerosierende Cholangitis ist eine chronische, aggressiv verlaufende Entzündung im Bereich der extra- und häufig auch intrahepatischen Gallenwege, die zu Engstellungen und damit zu Galleabflußstörungen führt. Etwa drei Viertel aller Patienten mit primär sklerosierender Cholangitis haben gleichzeitig eine CED, meist Colitis ulcerosa. Umgekehrt sind es jedoch nur knapp 4% aller Patienten mit CED, die auch an der primär sklerosierenden Cholangitis leiden. Das Krankheitsbild ist manchmal schlecht von der Pericholangitis abzugrenzen, welche ebenfalls mit Erhöhungen von alkalischer Phosphatase und γ-G lutamyltransferase einhergeht, jedoch in der endoskopischen retrograden Cholangiopankreatographie keine Auffälligkeiten am Gallengangsystem zeigt. Histologisch ist das Krankheitsbild mit einem gemischtzelligen periduktalen Infiltrat und im weiteren Verlauf mit der Einlagerung von hyalinem und fibrotischem Material assoziiert. Es handelt sich bei der Pericholangitis nach Ansicht vieler Autoren um die primär sklerosierenden Cholangitis der kleinen Gallenwege. Der natürliche Verlauf der primär sklerosierenden Cholangitis kann einerseits schnell progressiv (mit dem Bedarf einer Lebertransplantation innerhalb weniger Jahre), andererseits aber auch über lange Zeit stabil sein. Die primär sklerosierende Cholangitis verläuft unabhängig von der intestinalen Krankheitsaktivität. Therapeutisch sind derzeit keine kontrollierten Daten über die Wirksamkeit von Medikamenten bekannt. Die Kolektomie verhindert einen progressiven Verlauf nicht. Die Therapie reduziert sich derzeit auf die endoskopische Dilatation bzw. Stentimplantation von umschriebenen Stenosen im Bereich des Ductus choledochus wie auch auf die antibiotische Therapie bei sekundärer, bakterieller Cholangitis. Ursodesoxycholsäure senkt zwar Cholestaseparameter, ein Leberversagen konnte jedoch unter kontrollierten Studienbedingungen nicht verzögert werden [14].

Granulomatöse Hepatitis
Nichtverkäsende Epitheloidzellgranulome wurden intrahepatal in einer Serie asymptomatischer Patienten mit Morbus Crohn gefunden. Prinzipiell können Granulome bei Morbus Crohn in vielen Organen gefunden werden («metastasierender Morbus Crohn»). Es besteht in der Regel kein spezieller Behandlungsbedarf.

Augen
Episkleritis
Wie das Erythema nodosum oder die periphere Arthralgie ist auch die Episkleritis eine extraintestinale Manifestation, die mit dem Krankheitsschub assoziiert verläuft, aber viel seltener auftritt. Subjektiv empfinden die Patienten Jucken, Brennen oder ein Fremdkörpergefühl im Auge. Bei der ophthalmologischen Untersuchung zeigt sich eine sektorenförmige Hyperämie im Bereich der Skleren und der Konjunktiva. Die systemische Therapie des parallel verlaufenden Schubes ist ebenso effektiv wie eine topische Behandlung.

Uveitis anterior (Iridozyklitis)
Bei der Iridozyklitis handelt es sich um eine Entzündung im Bereich der vorderen Augenkammer. Die Patienten klagen über Augenschmerzen, verschwommene Sicht oder Lichtscheue. Serienuntersuchungen haben gezeigt, daß diese Erkrankung auch asymptomatisch auftreten kann. Da die Iridozyklitis eine Gefahr für das Augenlicht bedeutet, sollten Patienten mit CED schon bei geringen Anzeichen einer Symptomatik dem Augenfacharzt zur Spaltlampenuntersuchung zugewiesen werden. Die Erkrankung ist ebenso wie die ankylosierende Spondylitis HLA-B27-assoziiert, korreliert jedoch nur teilweise mit der intestinalen Symptomatik.

Pankreas
Das Pankreas als Ort der extraintestinalen Manifestation ist durch zahlreiche Untersuchungen gut belegt [15, 16, 17, 18].
In der klinischen Praxis ist die Pankreatitis bei CED ebenfalls kein seltenes Ereignis, und bezüglich des therapeutischen Vorgehens stellt sie eine Herausforderung dar. So kommen neben der idiopathischen Form (im Sinne einer eigentlichen extraintestinalen Manifestation) eine Reihe von anderen Ursachen für das Auftreten von Pankreatitis bei Patienten mit CED in Frage (Tab. 2). Wesentlich erscheint, daß man neben allgemeingültigen Ursachen der Pankreatitis (Alkohol, biliär) medikamentös induzierte Pankreatitiden durch anamnestisches Erheben eines Zusammenhanges mit einer begleitenden Therapie (z. B. mit Azathioprin, selten 5-Aminosalizylsäure) untermauert. Die Azathioprin-assoziierte Pankreatitis tritt bei 3–5% der Patienten innerhalb der ersten 2–4 Behandlungswochen auf [19]. Danach ist eine Verknüpfung mit Azathioprin praktisch auszuschließen.

Tab. 2. Ursachen der Pankreatitis bei Patienten mit CED

1. Allgemein: Alkohol, Gallensteine, infektiös (viral), Hyperlipidämie, nach ERCP oder Operation, Tumor, Schwangerschaft, hereditär etc.
2. Medikamentös induziert (zeitlicher Zusammenhang mit Therapie, positiver Rechallenge):
   Azathioprin, 6-Mercaptopurin
   Sulfasalazin, 5-Aminosalizylsäure
   Fettreiche parenterale Ernährung
   Metronidazol
   Andere (nicht-CED-spezifische): z. B. Diuretika, Östrogene, Tetracycline
3. Morbus Crohn des Duodenums (mit Veränderungen an der Papille)
4. Primär sklerosierende Cholangitis
5. Idiopathisch (als eigentliche extraintestinale Manifestation)

Mesalazin kann ebenso wie Azathioprin zu einer allergischen Pankreatitis führen, die jedoch sehr viel seltener auftritt. Veränderungen an der Papilla Vateri bei Morbus Crohn können Pankreassaftabflußstörungen auslösen [20]. Einzelne Berichte beschreiben auch entzündliche Pankreasgangveränderungen in Assoziation mit einer primär sklerosierenden Cholangitis. Bei Patienten mit hoher intestinaler Krankheitsaktivität ist die Pankreatitis meist Ausdruck einer extraintestinalen Krankheitsmanifestation. Das vorschnelle Absetzen von effektiven Medikamenten kann in dieser Gruppe nicht nur zum Anstieg der intestinalen Aktivität, sondern auch zu einer Verschlechterung der Pankreatitis führen.

Zentralnervensystem
Ein zehnfach erhöhtes Risiko von Patienten mit CED, an multipler Sklerose zu erkranken, ist seit Jahren bekannt.
Neue magnetresonanztomographische Befunde zeigen jedoch auch bei asymptomatischen Patienten mit CED vermehrt fokale vaskuläre Läsionen im Bereich der weißen Substanz (focal white-matter lesions) [21]. Ob es sich dabei um vaskulitische oder sklerotische Veränderungen handelt, konnte bis dato nicht hinreichend geklärt werden. Diese Veränderungen sind in einzelnen Fällen mit neurologischer Symptomatik assoziiert [22]. Wir empfehlen seither, neurologisch symptomatische Patienten mit CED auch mittels Magnetresonanztomographie abzuklären.

Extraintestinale Komplikationen

Heutzutage sind Anämie und Osteoporose die häufigsten extraintestinalen Komplikationen (Tab. 3). Ernährungtherapeutische Maßnahmen haben die Malnutrition und die damit verbundene Wachstumsretardation in den letzten Jahren deutlich zurückgedrängt.

Anämie
Die CED-assoziierte Anämie wird einerseits durch chronischen Blutverlust mit resultierendem Eisenmangel und andererseits durch die myelosuppressive Wirkung bestimmter intestinaler Entzündungsmediatoren (z. B. Interferon-γ) verursacht. Darüber hinaus findet sich durch Inhibition der renalen Erythropoetinproduktion ein zum Grad der Anämie inadäquater Erythropoetinspiegel [23]. Der oft vermutete Vitamin-B12- oder Folsäure-Mangel mit assoziierter Anämie findet sich selten. Klinisch führt die Anämie zu einer Reduktion der Leistungs- und Arbeitsfähigkeit, der Stimmung wie auch der allgemeinen Lebensqualität. Ferritinwerte unter 55 µg/l sind bei CED mit Eisenmangel assoziiert und bedürfen einer effizienten Eisensubstitution. Im Falle einer ausgeprägten Anämie (Hb < 10,5 mg/dl) ist die orale Eisensubstitution in der Regel ineffizient [24]. Eine Reihe von Studien haben die Effektivität und Sicherheit von intravenöser Eisengabe mit Eisensaccharat bei CED gezeigt [25]. Erythropoetin sollte bei jenen Patienten eingesetzt werden, die auf alleinige intravenöse Eisensubstitution nicht ansprechen.

Tab. 3. Extraintestinale Komplikationen als Folge gestörter intestinaler Funktion

Extraintestinale Komplikationen	Ursachen – Mechanismen
Anämie	Blutverlust mit Eisenmangel, chronische Entzündung
Metabolische Osteopathie	negative Knochenbilanz, Vitamin-D-/Kalzium-Mangel, Steroide
Thromboembolische Ereignisse	Thrombozytenzahl/-aktivierung, Endothelaktivierung
Cholelithiasis	intestinaler Gallensäureverlust
Nephrolithiasis	vermehrte Oxalatresorption mit Hyperoxalurie
Malnutrition	diätetische Einschränkungen, Malabsorption, erhöhter Kalorienbedarf, intestinaler Eiweißverlust
Wachstumsretardation	Malnutrition, Vitamin-D-/Kalzium-Mangel
Fettleber	Malnutrition, Steroide
Amyloidose	chronische Entzündung
Katarakt, Diabetes	Steroide

Metabolische Osteopathie
Die Genese der metabolischen Osteopathie bei CED beruht auf negativer Knochenbilanz: Der laufende Knochenabbau überwiegt den Knochenaufbau. Mit zunehmender Krankheitsdauer entsteht Osteoporose. Nicht nur langjährige Steroidtherapie, sondern auch krankheitsbedingte Inhibierung der Osteoblastenaktivität spielen in diesem Zusammenhang neben Vitamin-D- und Kalzium-Mangel eine entscheidende Rolle. Die schwere Osteoporose als Folge von Langzeitsteroidbehandlung kann bei chronisch aktiven Patienten auch heute noch eine Indikation für eine Darmresektion sein. Hormonersatztherapie bei postmenopausalen Frauen wie auch Vitamin-D- und Kalzium-Substitution verzögern den Knochenabbau in Risikogruppen [26].

Thromboembolische Komplikationen
Studien konnten sowohl prokoagulatorische wie auch Thrombozyten- und Gefäß-assoziierte Faktoren für das vermehrte Entstehen von Thrombosen bei Patienten mit CED verantwortlich machen [27]. Das Risiko einer thromboembolischen Komplikation steigt mit der intestinalen Aktivität beziehungsweise mit der Krankheitsschwere. Dies ist besonders in der perioperativen Phase zu beachten.

Nephrolithiasis – Cholelithiasis
Die primäre Erkrankung wie auch die langstreckige Resektion des terminalen Ileums bei Morbus Crohn führen zu Resorptionsstörungen der Gallensäuren. Dadurch kommt es zur Beeinflussung des Gallensäurezyklus und zu veränderter Zusammensetzung der Gallenflüssigkeit (sog. lithogene Galle), welche zu frühzeitiger Bildung von Gallensteinen führen kann. Die nicht im Ileum resorbierten Gallensäuren binden im Kolon Kalzium, welches normalerweise Oxalat im Lumen hält. Die verminderte Verfügbarkeit von Kalzium führt zu kolonischer Aufnahme von Oxalat in den Organismus und das wiederum zu Hyperoxalurie und zur Bildung von Oxalatsteinen. Junge Patienten mit Oxalatsteinen und intestinalen Symptomen sollten daher endoskopisch abgeklärt werden. Andererseits ist es bei Patienten mit Morbus Crohn wichtig, bei kolikartigen Bauchschmerzen nicht nur eine intestinale Stenosierung, sondern auch ein Nierensteinleiden auszuschließen.

Perspektive

Das Verständnis der Zusammenhänge von intestinaler und extraintestinaler Krankheitsmanifestation bzw. -komplikation ist ein wesentlicher Aspekt in der Betreuung von Patienten mit CED. Eine klare Zuordnung extraintestinaler Symptome ist für die individuelle erfolgreiche Therapie unablässig. Die bis dato nicht vollständig verstandenen pathogenetischen Mechanismen, die zu extraintestinalen Symptomen führen, sind Inhalt gegenwärtiger und zukünftiger Forschungsprojekte. Es besteht berechtigte Hoffnung, daß wir durch neue Erkenntnisse über diese systemischen Mechanismen das Krankheitsbild besser verstehen lernen und dadurch spezifische therapeutische Strategien entwickeln können.

Literatur

1 Rankin GB, Watts HD, Melnyk CS, Kelley ML Jr: National Cooperative Crohn's Disease Study: Extraintestinal manifestations and perianal complications. Gastroenterology 1979; 77:914–920.
2 Stange EF, Schreiber S, Raedler A, Stallmach A, Schölmerich , Loeschke K, Starlinger M, Fischbach W, Caspary WF: Therapy of Crohn diseases – results of a Consensus Conference of the German Society of Digestive and Metabolic Diseases. Z Gastroenterol 1997;35:541–554.
3 Mestecky J: The common mucosal immune system and current strategies for induction of immune responses in external secretions. J Clin Immunol 1987;7:265–276.
4 Das KM, Sakamaki S, Vecchi M, Diamond B: The production and characterization of monoclonal antibodies to a human colonic antigen associated with ulcerative colitis: Cellular localization of the antigen by using the monoclonal antibody. J Immunol 1987;139:77–84.
5 Das KM, Dasgupta A, Mandal A, Geng X: Autoimmunity to cytoskeletal protein tropomyosin. A clue to the pathogenetic mechanism for ulcerative colitis. J Immunol 1993;150:2487–2493.
6 Mandal A, Dasgupta A, Jeffers L, Squillante L, Hyder S, Reddy R, Schiff E, Das KM: Autoantibodies in sclerosing cholangitis against a shared peptide in biliary and colon epithelium. Gastroenterology 1994;106:185–192.
7 Bhagat S, Das KM: A shared and unique peptide in the human colon, eye, and joint detected by a monoclonal antibody. Gastroenterology 1994; 107:103–108.
8 Hugot JP, Laurent Puig P, Gower Rousseau C, Olson JM, Lee JC, Beaugerie L, Naom I, Dupas JL, van Gossum A, Orholm M, Bonaiti Pellie C, Weissenbach J, Mathew CG, Lennard Jones JE, Cortot A, Colombel JF, Thomas G: Mapping of a susceptibility locus for Crohn's disease on chromosome 16. Nature 1996;379: 821–823.
9 Satsangi J, Welsh KI, Bunce M, Julier C, Farrant JM, Bell JI, Jewell DP: Contribution of genes of the major histocompatibility complex to susceptibility and disease phenotype in inflammatory bowel disease. Lancet 1996;347:1212–1217.
10 Sadlack B, Merz H, Schorle H, Schimpl A, Feller AC, Horak I: Ulcerative colitis-like disease in mice with a disrupted interleukin-2 gene. Cell 1993;75:253–261.
11 Kuhn R, Lohler J, Rennick D, Rajewsky K, Muller W: Interleukin-10-deficient mice develop chronic enterocolitis. Cell 1993;75:263–274.
12 Taurog JD, Richardson JA, Croft JT, Simmons WA, Zhou M, Fernandez Sueiro JL, Balish E, Hammer RE: The germfree state prevents development of gut and joint inflammatory disease in HLA-B27 transgenic rats. J Exp Med 1994;180: 2359–2364.
13 Satsangi J, Parkes M, Louis E, Hashimoto L, Kato N, Welsh K, Terwilliger JD, Lathrop GM, Bell JI, Jewell DP: Two stage genome-wide search in inflammatory bowel disease provides evidence for susceptibility loci on chromosomes 3, 7 and 12. Nat Genet 1996;14:199–202.
14 Lindor KD: Ursodiol for primary sclerosing cholangitis. Mayo Primary Sclerosing Cholangitis-Ursodeoxycholic Acid Study Group. N Engl J Med 1997;336:69–1695.
15 Seyrig JA, Jian R, Modigliani R, Golfain D, Florent C, Messing B, Bitoun A: Idiopathic pancreatitis associated with inflammatory bowel disease. Dig Dis Sci 1985;30:1121–1126.
16 Matsumoto T, Matsui T, Iida M, Nunoi K, Fujishima M: Acute pancreatitis as a complication of Crohn's disease. Am J Gastroenterol 1989;84: 804–807.
17 Tromm A, Huppe D, Micklefield GH, Schwegler U, May B: Acute pancreatitis complicating Crohn's disease: Mere coincidence or causality? Gut 1992;33:1289–1291.
18 Weber P, Seibold F, Jenss H: Acute pancreatitis in Crohn's disease. J Clin Gastroenterol 1993;17:286–291.
19 Sturdevant RA, Singleton JW, Deren JL, Law DH, McCleery JL: Azathioprine-related pancreatitis in patients with Crohn's disease. Gastroenterology 1979;77:883–886.
20 Altman HS, Phillips G, Bank S, Klotz H: Pancreatitis associated with duodenal Crohn's disease. Am J Gastroenterol 1983;78:174–177.
21 Geissler A, Andus T, Roth M, Kullmann F, Caesar I, Held P, Gross V, Feuerbach S, Schölmerich J: Focal white-matter lesions in brain of patients with inflammatory bowel disease. Lancet 1995;345:897–898.
22 Dejaco C, Fertl E, Prayer D, Oberhuber G, Wyatt J, Gasche C, Gangl A: Symptomatic cerebral microangiopathy preceding initial manifestation of ulcerative colitis. Dig Dis Sci 1996;41: 1807–1810.
23 Gasche C, Reinisch W, Lochs H, Parsaei B, Bakos S, Wyatt J, Fueger GF, Gangl A: Anemia in Crohn's disease: Importance of inadequate erythropoietin production and iron deficiency. Dig Dis Sci 1994;39:1930–1934.
24 Schreiber S, Howaldt S, Schnoor M, Nikolaus S, Bauditz J, Gasche C, Lochs H, Raedler A: Recombinant erythropoietin for the treatment of anemia in inflammatory bowel disease. N Engl J Med 1996;334:619–623.
25 Gasche C, Dejaco C, Waldhoer T, Tillinger W, Reinisch W, Fueger GF, Gangl A, Lochs H: Intravenous iron and erythropoietin for anemia associated with Crohn's disease. A randomized, controlled trial. Ann Intern Med 1997;126:782–787.
26 Vogelsang H, Ferenci P, Resch H, Kiss A, Gangl A: Prevention of bone mineral loss in patients with Crohn's disease by long-term oral vitamin D supplementation. Eur J Gastroenterol Hepatol 1995;7:609–614.
27 Novacek G, Vogelsang H, Genser D, Moser G, Gangl A, Ehringer H, Koppensteiner R: Changes in blood rheology caused by Crohn's disease. Eur J Gastroenterol Hepatol 1996;8:1089–1093.

Chirurgische Gastroenterologie
mit interdisziplinären Gesprächen

Hauptthema · Main Theme

Chir Gastroenterol 1998;14:126–130

M. Betzler

Klinik für Allgemeine Chirurgie, Unfallchirurgie und Gefäßchirurgie, Alfried-Krupp-Krankenhaus, Essen-Rüttenscheid

Chirurgische Therapie des Morbus Crohn

Schlüsselwörter
Morbus Crohn: chirurgische Therapie, postoperative Rezidive, Komplikationen, Rezidivprophylaxe

Zusammenfassung
Die chirurgische Therapie beim Morbus Crohn ist eingebettet in ein interdisziplinäres Behandlungskonzept. Das Crohn-spezifische chirurgische Behandlungsprinzip der maximalen Organerhaltung führt bei korrekter Indikation in der Hand des erfahrenen Chirurgen zu guten Behandlungserfolgen unter Berücksichtigung der Symptombeeinflussung und postoperativen Komplikationen. Das Problem der postoperativen Rezidive muß anerkannt werden. Dennoch sollte bei symptomatischen Patienten, die auf eine maximale medikamentöse Therapie nicht angesprochen haben, die Operationsindikation gestellt werden, bevor Komplikationen auftreten, ohne zu große Sorge wegen eines drohen Kurzdarmsyndroms. Die Effektivität einer postoperativen medikamentösen Rezidivprophylaxe ist erstrebenswert und würde vielen Gastroenterologen die Entscheidung zur Empfehlung einer zwar nicht kurativen, aber symptomatischen Operation erleichtern.

Key Words
Crohn's disease: surgical therapy, postoperative recurrence, complications, prophylaxis of recurrence

Summary
Surgical treatment of Crohn's disease (CD) is integrated in an interdisciplinary therapeutical concept. The CD-specific principle of limited surgery leads under the condition of correct indication and in the hands of surgeons who are experienced in the treatment of inflammatory bowel diseases to good results regarding morbidity and influence on symptoms. The problem of postoperative recurrence must be accepted. Nevertheless, symptomatic patients who did not respond to maximal medical therapy should be considered as candidates for surgery before complications develop, without excessive concern for short-bowel syndrome. An effective postoperative medical treatment is desirable and would help gastroenterologists to advise rather a symptomatic than a curative operation.

Die chirurgische Therapie des Morbus Crohn ist in ein interdisziplinäres kooperatives gastroenterologisches Behandlungskonzept integriert. Die Relevanz chirurgischer Maßnahmen leitet sich aus der Tatsache ab, daß bis zu 80% der Morbus-Crohn-Patienten im Laufe ihrer Erkrankung operiert werden müssen [1]. Da den konservativen und operativen Behandlungsformen bislang kein gesichertes ätiologisches Konzept – immunologisch, infektiös, genetisch – zugrunde gelegt werden kann, stellt die Behandlung des Morbus Crohn weiterhin eine therapeutische Herausforderung dar.
Die Charakteristika der Crohnschen Erkrankung beinhalten die diskontinuierliche Manifestation im gesamten Gastrointestinaltrakt (Prädilektionsstelle terminales Ileum), gehäufte Inzidenz in der dritten Lebensdekade, rezidivierender Krankheitsverlauf und extraintestinale Manifestationen bei etwa 10–15% der Patienten.

Abgesehen von Notfallindikationen, ist der chirurgische Behandlungsansatz beim Morbus Crohn rein symptomatisch, wenn die primär medikamentöse systemische und/oder topische Behandlung einen therapierefraktären Zustand erreicht hat. Dabei wird die Operationsindikation vom Krankheitswert und die Verfahrenswahl von der Krankheitslokalisation bestimmt.

Operationsindikationen

Die Tatsache, daß die Indikation zu chirurgischen Maßnahmen häufig erst zu einem «späten» Zeitpunkt der Erkrankung gestellt wird, liegt möglicherweise in der Befürchtung, daß eine «frühe» chirurgische Intervention zu frühen Rezidiven, multiplen Darmre-

KARGER

Fax (07 61) 4 52 07 14
www.karger.com
This article is accessible online at: http://BioMedNet.com/karger

Prof. Dr. M. Betzler
Klinik für Allgemeine Chirurgie, Unfallchirurgie und Gefäßchirurgie
Alfried-Krupp-Krankenhaus
Alfried-Krupp-Straße 21
D-45117 Essen-Rüttenscheid

sektionen und am Ende zu einem Kurzdarmsyndrom führt. Die Arbeitsgruppe von Kim [2] analysierte knapp 200 Patienten, die zwischen 1970 und 1993 wegen eines Crohn-Befalls des terminalen Ileums eine Ileozökalresektion erhielten. Bei einer mittleren Beobachtungszeit von 14 Jahren war bei 31% der Patienten bei einem mittleren interoperativen Intervall von 6 Jahren eine zweite, bei 10% eine dritte und bei 2% eine vierte Resektion erforderlich; das interoperative Intervall für die dritte und vierte Operation betrug 52 bzw. 116 Monate. Daraus kann gefolgert werden, daß bei einer niedrigen Komplikationsrate symptomatischen Patienten, die auf eine maximale medikamentöse Therapie nicht ansprechen, die Operation vorgeschlagen werden sollte, bevor Crohn-typische Komplikationen entstehen, ohne daß ein Kurzdarmsyndrom befürchtet werden muß.

In einem größeren Krankengut liegt der Anteil von Notfallindikationen bei etwa 5% [3] und umfaßt in abnehmender Häufigkeit Perforationen, endoskopisch nicht stillbare Blutungen, den kompletten Ileus und das toxische Kolon. Bei den elektiven Operationsindikationen überwiegen chronisch rezidivierende Ileuszustände in Verbindung mit einer Crohn-bedingten Stenose, die therapierefraktäre Kolitis und Fistelkomplikationen (Tab. 1).

Das Vorhandensein von sogenannten inneren Fisteln ist Ausdruck einer transmuralen Entzündung im Crohn-befallenen Darmsegment mit unterschiedlicher Ausprägung:

- interenterisch,
- enterokutan,
- enterovesikal,
- enterogenital,
- enteroretroperitoneal («blind»).

Perineale Fisteln können sich als selbständige Erkrankung oder in Verbindung mit einem intestinalen Crohn-Befall manifestieren. Als absolute Operationsindikationen gelten aufgrund schwerwiegender konsekutiver Komplikationen die enterovesikalen und retroperitonealen Fisteln.

Im Gegensatz zur Colitis ulcerosa ist die Entwicklung eines Karzinoms bei Morbus Crohn weniger gut definiert; in der Literatur finden sich Hinweise, daß bei kolorektalem Crohn-Befall das Karzinominzidenzrisiko erhöht ist [4, 5]. Bei der Analyse von 743 operierten Patienten fand sich neben einem bevorzugten Crohn-Befall des terminalen Ileums bei über 60% der operierten Patienten ein isolierter oder begleitender Crohn-Befall des Kolorektums [6].

Tab. 1. Indikationen zur Operation bei Morbus Crohn

Notfall
Perforation
Blutung
Kompletter Ileus
Toxisches Kolon
Abszeß
Elektiv
Chronischer Ileus/Stenose
Therapierefraktäre Enterokolitis
«Innere» Fistel
Perianale Fistel
Septische Komplikation

Vor jedem elektiven Eingriff wegen Komplikationen des Morbus Crohn muß im Rahmen der Diagnostik dessen Ausbreitung geklärt sein. Dazu kommt neben der endoskopischen Abklärung des oberen und unteren Gastrointestinaltrakts (Ösophagogastroduodenoskopie, Koloskopie) die Enteroklyse nach Sellink zur Anwendung. Sonographie, Endosonographie, Computertomographie und Magnetresonanztomographie sind geeignet, spezifische Krankheitskomplikationen wie Fistelverläufe oder Abszesse für die Planung der Operationsstrategie weiter abzuklären [7].

Rezidivrisiko

Obwohl der Begriff «Rezidiv» im Gegensatz zur Karzinomchirurgie bei einer nicht kurativ durchgeführten Operation mißdeutig ist, wird er im Schrifttum für das Wiederauftreten der Crohnschen Erkrankung im ehemaligen Resektionsgebiet bzw. an anderer Lokalisation benutzt. Die Definition von Rezidiven kann sich auf den endoskopischen Befund entsprechend einem Score-System [8], das Auftreten von Symptomen oder die Notwendigkeit einer Reoperation beziehen. Serienmäßige endoskopische postoperative Kontrollen zeigen, daß innerhalb eines postoperativen Jahres bei über 70% der ileozökal resezierten Patienten Schleimhautulzerationen im neoterminalen Ileum auftreten, obwohl nur 20% dieser Patienten zu diesem Zeitpunkt Symptome zeigen; nach 3 Jahren beträgt der Anteil an endoskopischen Rezidiven 85% gegenüber 34% symptomatischer Rezidive. Nach dem heutigen Kenntnisstand wird der Schleimhautkontakt mit dem Darminhalt für diese Rezidiventwicklung verantwortlich gemacht, zumal gezeigt werden konnte, daß diese entzündlichen Schleimhautveränderungen nicht nachweisbar waren, wenn die Stuhlpassage durch ein vorgeschaltetes Deviationsileostoma vermieden wurde [9].

Diese Erkenntnisse wie auch Ergebnisse von prospektiven Studien und Meta-Analysen [10–12] weisen darauf hin, daß eine unmittelbar postoperativ begonnene medikamentöse Therapie mit Aminosalizylaten (Mesalazin) remissionserhaltend wirkt. Möglicherweise über die Beeinflussung des Darminhalts und damit des Kontakts

Tab. 2. Mögliche Einflußfaktoren für die postoperative Rezidiventstehung bei Morbus Crohn

Familiäre Häufung
Alter bei Erkrankungsbeginn
Geschlecht
Lokalisation
Symptomatik zum Zeitpunkt der Operation
Erkrankungstyp (obstruktiv bzw. fistelnd)
Isolierter Kolonbefall
Anzahl der Resektionen
Ausmaß der Dünndarmresektion
Länge des proximalen Absetzungsrandes
Mikroskopischer Crohn-Befall im Bereich der Absetzungsränder
Anastomosentechnik
Stuhlpassage
Postoperative medikamentöse Therapie/Prophylaxe

mit der Schleimhaut kann der rezidivvermindernde Effekt einer postoperativen Antibiotikatherapie (Metronidazol) erklärt werden.
Für die Entstehung bzw. Begünstigung eines postoperativen Rezidivs werden viele Faktoren diskutiert (Tab. 2). Bei kritischer Durchsicht der Literatur muß festgestellt werden, daß nur wenige dieser Faktoren in prospektiv randomisierten Studien untersucht worden sind, nämlich die Länge des proximalen Absetzungsrandes, welche keinen Einfluß auf die Rezidiventstehung erbrachte [13], sowie postoperative medikamentöse Prophylaxestudien, welche eine Überlegenheit gegenüber Plazebogruppen nachweisen konnten [11, 14, 15]; allerdings ohne jeweils signifikante Unterschiede. Durch die unmittelbar postoperative medikamentöse Behandlung soll eine schnelle Immunaktivierung durch Exposition des Darminhalts verhindert werden [16].
Interessant ist, daß in einer prospektiven Studie bei 86 Patienten mit primärer Ileozökalresektion kein Unterschied zwischen End-zu-End- bzw. Seit-zu-End-Anastomosen bezüglich des Auftretens symptomatischer bzw. endoskopisch-radiologischer Rezidive erkennbar war [17]; in einer retrospektiven Studie fand sich auch kein Unterschied zwischen End-zu-End- und Seit-zu-Seit-Anastomosen [18].
Bezüglich allgemeiner Risikofaktoren zeigt sich, daß bei weiblichen Patienten das Rauchen nicht nur zum gesteigerten Auftreten der Crohnschen Erkrankung, sondern auch zur Rezidivhäufung führt.
Zusammenfassend kann festgestellt werden, daß endoskopisch-radiologische postoperative Rezidive relativ häufig sind, ohne daß die Patienten regelhaft Symptome entwickeln. Vieles spricht jedoch dafür, daß Patienten mit ausgeprägten endoskopischen Befunden häufiger und früher symptomatisch werden. Die Erkennung und prophylaktische Behandlung dieser Risikogruppen stellt einen sinnvollen Ansatz dar, das Auftreten symptomatischer Rezidive zu beeinflussen.

Operative Taktik und Technik

Trotz bestimmter Prinzipien in der chirurgischen Taktik und Technik gilt für die Primäroperation wie auch für die Rezidiveingriffe ein dem Individualbefund angepaßtes operatives Vorgehen. Dieses wird geprägt durch den nicht kurativen, sondern symptomatischen Therapieansatz sowie die hohe Rezidivrate.
Die Umsetzung der modernen Crohn-spezifischen Operationstechnik beinhaltet im Gegensatz zum Karzinomeingriff eine sparsame Resektion des Crohn-tragenden Darmsegments im makroskopisch Crohn-freien Areal, eine darmwandnahe Skelettierung ohne Lymphadenektomie, eine End-zu-End-Anastomisierung mit einreihiger Nahttechnik unter Verwendung von resorbierbarem Nahtmaterial. Die Festlegung von Resektionsgrenzen am Darm erfolgt makroskopisch knapp (weniger als 5 cm) im Gesunden. Die Standardtechnik bei handgenähten Anastomosen ist einreihig extramukös; durch die End-zu-End-Anastomose wird eine Blindsackbildung vermieden. Wie bereits im Zusammenhang mit den prädisponierenden Faktoren für die Rezidiventstehung ausgeführt, gibt es keine gesicherten Hinweise für einen Nachteil anderer Anastomosenformen wie auch von Klammernahtinstrumenten.
Die intraoperative Schnellschnittuntersuchung der Absetzungsränder besitzt in der Crohn-Chirurgie keinen Stellenwert, da nachgewiesenermaßen die Rezidivhäufigkeit bei mikroskopisch Crohnbefallenen Absetzungsrändern nicht erhöht ist [19].
Die konsequente Durchführung der Crohn-spezifischen Resektionstechnik findet vor allem seine Anwendung bei Crohn-Befall des Dünndarms und der Ileozökalregion, aber auch als Segmentresektion im Bereich des Kolons. Die Kolektomie mit Ileorektostomie ist das Verfahren der Wahl bei einer Pankolitis und nicht Crohn-befallenem Rektum.
Bei einem Crohn-Befall des Rektums sollte das chirurgische Vorgehen von der Sphinkterfunktion und dem Lokalbefund abhängig gemacht werden. Die Proktokolektomie mit terminaler Ileostomaanlage ist bei kolorektalem Crohn-Befall und Sphinkterinsuffizienz angezeigt.
Die Strikturoplastik als Extremform der symptomatischen Chirurgie beim Morbus Crohn ist bei kurzstreckigen Dünndarmstenosen (max. 8 cm) und gelegentlich bei Anastomosenstenosen indiziert. Diese Form der plastischen Erweiterung ohne Resektion ist bei Wandphlegmonen und Malignitätsverdacht kontraindiziert.
Abgesehen von einem Crohn-Befall des Duodenums, wo eine Gastroenterostomie, kombiniert mit einer proximal-gastralen Vagotomie, zur Anwendung kommt, sind Bypass-Operationen ein obsoletes Behandlungskonzept beim Morbus Crohn.
In den letzten Jahren haben sich die Mitteilungen über laparoskopische Operationsverfahren beim Morbus Crohn gehäuft. In laparoskopisch erfahrenen Zentren bietet dieses Vorgehen bei der Behandlung eines terminalen Ileum-Crohns wie auch zur Herstellung eines passageren Stomas (Ileostoma) eine Alternative zu konventionellen Operationstechniken [20].
Die Anlage eines Deviationsstomas erfolgt bei ausgeprägtem und therapierefraktärem distalem Fistelleiden (perianal, enterogenital) mit Einbeziehung der Sphinktermuskulatur isoliert bzw. in Verbindung mit einer Darmresektion. Weitere Indikationen betreffen die Anastomosenprotektion bzw. -vermeidung bei Crohn-bedingter Rektumstenose und postoperativen Anastomosenheilungsstörungen. Als Stomatyp wird die Loop-Ileostomie (Ausleiten einer terminalen Ileumschlinge ohne Hinterwanddurchtrennung mit prominenter Anlage der zuführenden Schlinge) wegen der leichteren Pflege und unkomplizierteren Rückverlagerung anderen Stomaformen gegenüber (Kolostomie) bevorzugt [21].
In dem großen Krankengut der Heidelberger Klinik waren die Hauptindikation (64%) der primären Stomaanlage perianale und genitale Fistelerkrankungen [21]. Je nach Indikation lag die Rate der Stomarückverlagerung in diesem Krankengut zwischen 40% (periariale/genitale Fisteln oder ausgedehnter Crohn-Befall mit Stenose im Rektum) und nahezu 80% (Anastomosenschutz bzw. postoperative Komplikationen).

Fisteln

Im Zusammenhang mit der transmuralen Entzündung stellen enterische Fisteln und Abszesse klassische Komplikationen der Crohnschen Erkrankung dar. Als therapeutisches Grundprinzip gilt ein individuell-differenziertes und zurückhaltendes Vorgehen. Neben den absoluten Operationsindikationen wegen enterovesikaler/retroperitonealer Fisteln und Abszesse begründet sich ein operatives Vorgehen in der elektiven Situation aus Beeinträchtigung der Lebensqualität, einer therapierefraktären Stenosesymptomatik bzw. Diarrhöen als Ausdruck einer interenterischen Kurzschlußverbindung.

Für das operative Vorgehen bei interenterischen Fisteln ist von Bedeutung, daß diese Fisteln aus einem stark Crohn-befallenen Darmabschnitt entspringen und einschußartig in einem mehr oder weniger gesunden Darmteil münden. Entsprechend dem Prinzip der eingeschränkten Radikalität erfordert ein solcher Befund die sparsame Resektion des Crohn-tragenen Ursprungsegments der Fistel sowie die Exzision und Übernähung der Fisteleinmündung im Empfängersegment. Bei enterokutanen Fisteln sollte neben der Resektion des Crohn-befallenen Darmabschnitts die Exkochleation des Fistelgangsystems mit einer breiten Öffnung nach außen erfolgen. Die sogenannten blinden, in den Retroperitonealraum verlaufenden Fisteln werden in ihrer Gefährlichkeit häufig unterschätzt und erst zum Zeitpunkt einer retroperitonealen Abszedierung diagnostiziert. Bei der Versorgung dieser Fistelkomplikation hat sich neben der Resektion die plastische Abdeckung des Retroperitoneallagers mit dem gestielten Omentum majus bewährt [6].

Perianale Manifestationen des Morbus Crohn (perianale/genitale Fisteln) treten je nach Gewichtung des Problems bei 20–80% der Patienten auf [22]. Auffällig ist, daß ein hoher Prozentsatz der perianalen Fisteln asymptomatisch verläuft. Während ein Morbus Crohn im Dünndarm in etwa 25% der Fälle von perianalen Fisteln begleitet wird, erhöht sich die Fistelrate auf etwa 100% bei einem Rektumbefall [23].

Abgesehen vom Vorliegen eines perianalen Abszesses, was eine sofortige Inzision erfordert, sind wie bei intestinalen Crohn-Manifestationen vor einer chirurgischen Intervention zunächst konservativ-medikamentöse Maßnahmen und insbesondere bei Crohn-Befall des Rektums eine topische Behandlung indiziert. Lokalchirurgische Maßnahmen erfordern die Exkochlation des Fistelgangs bzw. des fuchsbauartigen Fistelgangsystems und die breite «Aufdeckelung» nach außen.

Vor Durchführung einer Proktokolektomie sollte der Erfolg einer Stuhldeviation durch Anlage eines Enterostomas abgewartet werden, eventuell auch in Verbindung mit einer Diskontinuitätskolonresektion nach Hartmann. Bei einem Teil der Patienten kommt es nach Resektion eines proximalen Crohn-tragenden Darmsegments (Kolon) zur Abheilung der perianalen Fisteln [22].

Vom intraoperativen Lokalbefund hängt es ab, inwieweit eine perioperative Antibiotikaprophylaxe als postoperative Antibiotikatherapie (nach Austestung) fortgeführt wird. Eine präoperativ eingeleitete Corticosteroidtherapie sollte nicht zum Aufschub eines operativen Eingriffs führen und perioperativ mit einer passageren intraoperativen Dosiserhöhung fortgesetzt werden.

Operationsergebnisse und Nachsorge

Auf der Basis interdisziplinär abgestimmter Operationsindikationen und ausreichender Erfahrung in der operativen Behandlung entzündlicher Darmerkrankungen mit der Möglichkeit der Individualisierung bei gleichzeitiger Einhaltung von operationstaktischen und -technischen Prinzipien sind die Morbiditäts- und Letalitätsraten niedrig. Karesen et al. [24] und Lock et al. [25] forderten, daß die Operationsletalität unter 2% liegen sollte; in dem persönlich analysierten Krankengut bei 743 laparotomierten Patienten mit intestinaler Crohn-Manifestation lag die Letalität unter 1% [6]. Als Beleg für die Erfahrung in der Crohn-Chirurgie können folgende postoperative Komplikationsraten zur Orientierung dienen [26]:

- Letalität unter 1%,
- Anastomoseninsuffizienz unter 5%,
- Relaparotomierate unter 5%,
- sonstige septische Komplikationen unter 5–10%.

Bei einer multivarianten Analyse potentieller Risikofaktoren für perioperative Komplikationen konnte gezeigt werden, daß unabhängig von Alter, Geschlecht, Anamnese, Voroperation und Ernährungsstatus intestinale Anastomosen bei Morbus Crohn mit einer niedrigen Komplikationsrate durchgeführt werden können, wobei auch Notfalleingriffe, Fisteln, Ausdehnung der Erkrankung, Zahl und Lokalisation der Anastomosen sowie entzündlicher Befall der Resektionsränder die Komplikationsrate nicht beeinflußten [27].

Die postoperative Nachsorge umfaßt neben der Reduktion einer präoperativ durchgeführten Steroidtherapie – im eigenen Krankengut etwa 60% der Patienten [26] – die Überprüfung der Indikation zu einer medikamentösen postoperativen Rezidivprophylaxe. Mehrere Studienergebnisse [10–12] sprechen für den Einsatz einer unmittelbar postoperativen Behandlung mit Aminosalizylsäure, eventuell auch in Kombination mit einer Antibiotikatherapie (Metronidazol). Ob das topisch wirksame Budesonid in der postoperativen Rezidivprophylaxe Bedeutung besitzt, kann derzeit noch nicht entschieden werden. Die Erhebung des Crohn's Disease Activity Index (CDAI) empfiehlt sich in halbjährlichen Abständen; eine invasive Diagnostik sollte nur symptomabhängig vorgenommen werden.

Literatur

1 Hellers G: Crohn's disease in Stockholm County 1955–1974. A study of epidemiology, results of surgical treatment and long-term prognosis. Acta Chir Scand 1979;suppl 490:1–84.

2 Kim NK, Senagore AJ, Luchtefeld MA: Longterm outcome after ileocecal resection for Crohn's disease. Am Surg 1997;63:627–633.

3 Schürmann G, Krieglstein C, Herfarth Ch: Chirurgisches Vorgehen bei Morbus Crohn. Dtsch Med Wochenschr 1996;121:1403–1406.

4 Ekbom A, Helmick C, Zack M, Hans-Olov A: Increased risk of large bowel cancer in Crohn's disease with colonic involvement. Lancet 1990;336:357–359.

5 Gillen CD, Andrews HA, Prior P, Allan RN: Crohn's disease and colorectal cancer. Gut 1994;35:651–655.

6 Betzler M, Schürmann G, Herfarth Ch: Chirurgisches Vorgehen bei Morbus Crohn. Chirurg 1992;63:13–19.

7 Stange EF, Schreiber S, Raedler A, Stallmach A, Schölmerich J, Loeschke K, Starlinger M, Fischbach W, Caspary WF: Therapie des Morbus Crohn. Ergebnisse einer Konsensuskonferenz der Deutschen Gesellschaft für Verdauungs- und Stoffwechselkrankheiten. Z Gastroenterol 1997; 35:541–553.

8 Rutgeerts P, Geboes K, Vantrappen G, Beyls J, Kerremans R, Hiele M: Predictability of the postoperative course of Crohn's disease. Gastroenterology 1990;99:956–963.

9 Rutgeerts P, Goboes K, Peeters M: Impact of faecal stream diversion on recurrence of Crohn's disease in the neoterminal ileum. Lancet 1991;338:771–774.

10 Lochs H, Mayer M, Fleig WE, Mortensen PB, Bauer P: Prophylaxis of postoperative relapse in Crohn's disease with mesalazine (Pentasa) in comparison to placebo. Gastroenterology 1997;112:A1027.

11 McLeod RS, Wolff BG, Steinhart AH, Carryer PW, O'Rourke K, Andrews DF, Blair JE, Cangemi JR, Cohen Z, Cullen JB, Chaytor RG, Greenberg GR, Jaffer NM, Jeejeebhoy KN, MacCarty RL, Ready RL, Weiland LH: Prophylactic mesalazine treatment decreases postoperative recurrence of Crohn's disease. Gastroenterology 1995;109:404–413.

12 McLeod RS, Wolff BG, Steinhardt AH, Carryer PW, O'Rourke K, Andrews DF, Blair JE, Cangemi JR, Cohen Z, Cullen JB, Chaytor RG, Greenberg GR, Jaffer NM, Jeejeebhoy KN, MacCarty RL, Ready RL, Weiland LH: Risk and significance of endoscopic/radiological evidence of recurrent Crohn's disease. Gastroenterology 1997;113:1823–1827.

13 Fazio VW, Marchetti F, Church JM, Goldblum JR, Lavery, IC, Hull TL, Milsom JW, Strong SA, Oakley JR, Secic M: Effect of resection margins on the recurrence of Crohn's disease in the small bowel: A randomized controlled trial. Ann Surg 1996;224:563–573.

14 Ewe K, Herfarth Ch, Malchow H, Jedinsky JH: Postoperative recurrence of Crohn's disease in relation to radicality of operation and sulfasalazine prophylaxis: A multicenter trial. Digestion 1989;42:224–230.

15 Rutgeerts P, Hiele M, Geboes K: Controlled trial of metronidazole treatment for prevention of Crohn's recurrence after ileal resection. Gastroenterology 1995;108:1617–1621.

16 Sartor RB: Postoperative recurrence of Crohn's disease: The enemy is within the fecal stream. Gastroenterology 1998;114:398–400.

17 Cameron JL, Hamilton SR, Coleman J, Sitzmann JV, Bayless TM: Patterns of ileal recurrence in Crohn's disease, a prospective randomized study. Br J Surg 1992;215:546–551.

18 Scott NA, Sue-Ling HM, Hughes LE: Anastomotic configuration does not affect recurrence of Crohn's after ileocolonic resection. Int J Colorectal Dis 1995;10:67–69.

19 McLeod RS: Resection margins and recurrent Crohn's disease. Hepatogastroenterology 1990; 37:63–68.

20 Sardinha TC, Wexner SD: Laparsocopy for inflammatory bowel disease: Pros and cons. World J Surg 1998;22:370–374.

21 Post S, Herfarth Ch, Schumacher H, Golling M, Schürmann G, Timmermanns G: Experience with ileostomy and colostomy in Crohn's disease. Br J Surg 1995;82:1629–1633.

22 Herfarth Ch, Bindewald H: Perianale Erkrankungen beim Morbus Crohn. Chirurg 1986; 57:304–309.

23 Alexander-Williams J, Buchmann P: Perianal Crohn's disease. Word J Surg 1980;4:203–210.

24 Karesen R, Serch-Hanssen A, Thoresen BO, Hertzberg S: Crohn's disease: Longterm results of surgical treatment. Scand J Gastroenterol 1981;16:57–62.

25 Lock MR, Farmer RG, Fazio VW, Jagelmann DG, Lavery IC, Weakley FL: Recurrence and reoperation for Crohn's disease: The role of disease location on prognosis. N Engl J Med 1981;304:1586–1588.

26 Betzler M: Interdisziplinäre Leitlinien: Entzündliche Darmerkrankungen (Morbus Crohn, Colitis ulcerosa). Langenbecks Arch Chir 1997;supp II: 109–113.

27 Post S, Betzler M, von Ditfurth B, Schürmann G, Küppers P, Herfarth Ch: Risks of anastomoses in Crohn's disease. Ann Surg 1991;213:37–42.

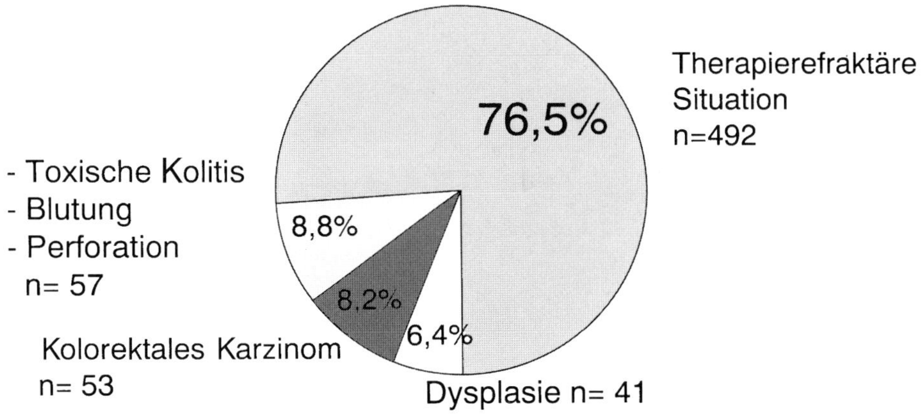

Abb. 1. Spezifische Indikation zum chirurgischen resezierenden Eingriff bei Colitis ulcerosa. (Chirurgische Universitätsklinik Heidelberg, Januar 1982 bis Dezember 1997). Etwa drei Viertel aller Patienten müssen wegen therapierefraktärer Kolitis operiert werden.

Zu dieser Gruppe zählen auch Patienten, bei denen zwar die Entzündung durch hochdosierte Medikation unterdrückt ist, die jedoch erheblich unter den Nebenwirkungen der Medikamente leiden. So können z. B. die Folgen hochdosierter Cortisontherapie wie Hautstriae, Linsentrübung, Osteoporose mit konsekutiven Wirbelbrüchen unter Umständen zu lebenslangen beeinträchtigenden Folgen führen, obwohl der entzündete Darm längst entfernt wurde. Prinzipiell ist es günstiger, im Intervall eines akuten Entzündungsschubes mit möglichst geringer Cortisondosis und unter Vermeidung weiterer immunsuppressiver Medikamente wie Azathioprin und Cyclosporin zu operieren. Andererseits ist es jedoch günstiger, einen vorhandenen Entzündungsschub perioperativ durch Beibehaltung einer notwendigen Medikation zu kontrollieren als das Entzündungsgeschehen aufflammen zu lassen.

Notfallsituationen, die zwingend zur chirurgischen Therapie führen, betrafen fast ein Zehntel unserer Patienten. Die Hauptrolle spielt hier der toxische bzw. schwere fulminante Verlauf einer Kolitis, eventuell unter Ausbildung eines Megakolons. Eine solche Situation ist auch unter heutigen Bedingungen potentiell lebensbedrohlich, und die mögliche Perforation des Kolons führt zu einer zusätzlichen Komplizierung der Problematik. Nach eigener Analyse ist eine Operation innerhalb von 3 Tagen prognostisch mit einem besseren Ausgang verbunden, als wenn erst nach längerem Zuwarten mit erheblicher Verschlechterung des Allgemeinzustandes operiert wird. Intraktable, Hb-wirksame Blutverluste durch eine schwere Schleimhautentzündung sind deutlich seltener eine Indikation zum Notfalleingriff als ein toxischer Zustand. Andere Ursachen wie z. B. eine iatrogene Kolonperforation im Rahmen der Entzündungsüberwachung treten in geringem Umfang auf.

Die Colitis ulcerosa ist eine Präkanzerose, deren Entartungsrisiko nach etwa 10 Jahren langsam ansteigt. Das kolitisassoziierte kolorektale Karzinom zeichnet sich durch einige Besonderheiten aus: So kann zunächst seine Entdeckung in der schwerst veränderten Umgebungsschleimhaut erhebliche Schwierigkeiten bereiten («okkultes Karzinom»). Des weiteren hat etwa ein Drittel der onkologischen Patienten zum Zeitpunkt der Operation bereits mehrfach multifokale Karzinome. Topographische Lage und Ausdehnung des Tumors können Einfluß auf die chirurgische Taktik nehmen.

Um eine Einschränkung der Prognose zu vermeiden, wird aus onkologischer Sicht die prophylaktische Operation empfohlen. Es ist jedoch auch heute noch sehr schwierig, im individuellen Fall den optimalen Operationszeitpunkt eindeutig zu bestimmen. Zwar wird üblicherweise die endoskopische Überwachung des Darmes mit entsprechender Probengewinnung für das Dysplasiescreening empfohlen (Dysplasie-Karzinom-Sequenz), doch zeigen die praktischen Erfahrungen, daß häufig mit Diagnose der Schleimhautdysplasie begleitend ein manifestes Karzinom vorliegt. Als klinische Risikofaktoren gelten:

- Beginn der Erkrankung im frühen Lebensalter,
- erhebliche Ausdehnung der Entzündung im Sinne einer subtotalen oder totalen Kolitis,
- eine Zeitdauer der Erkrankung länger als 10 Jahre.

Neuere Analysen sprechen dafür, daß als weitere Risikofaktoren das gleichzeitige Vorliegen einer primär sklerosierenden Cholangitis und eventuell das Vorliegen einer Backwash-Ileitis zu beachten sind.

Chirurgische Alternativen

Es gibt drei klassische chirurgische Verfahren, die heute bei der Colitis ulcerosa zur Anwendung kommen: die konventionelle Proktokolektomie mit terminalem Ileostoma, die ileorektale Anastomose und die restaurative Proktokolektomie mit ileoanalem Pouch. Diese drei Methoden wurden im historischen Verlauf unterschiedlich favorisiert und kommen heute differentialtherapeutisch zum Einsatz (Abb. 2).

Konventionelle Proktokolektomie mit terminalem Ileostoma

Bei diesem Vorgehen wird auf einen Erhalt der Schließorgane von vornherein verzichtet. Die terminale Ileostomie galt lange Zeit als Goldstandard in der chirurgischen Behandlung, an dem sich alle anderen Verfahren zu messen hatten. Sie findet auch heute bei Colitis ulcerosa Anwendung, wenn das Schließorgan bereits präoperativ kompromittiert ist, zum Zeitpunkt der Operation ein tiefes Rektumkarzinom vorliegt oder der psychische Zustand des Patienten eine postoperative Sanierung möglicher Komplikationen durch

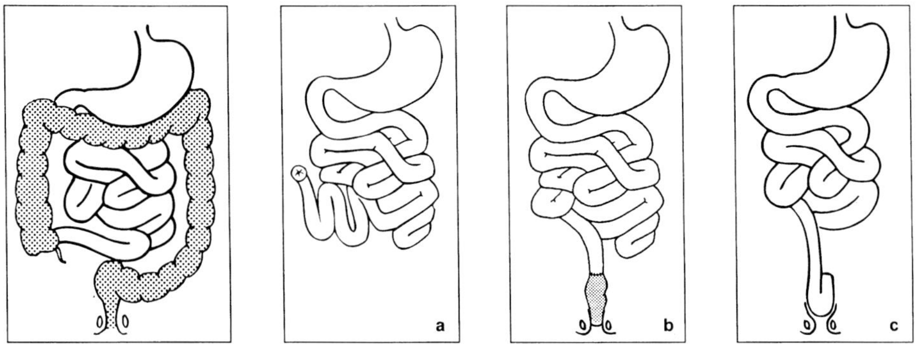

Abb. 2. Schematische Darstellung chirurgischer Alternativen im Vergleich: **a** konventionelle Koloproktektomie mit terminalem Ileostoma ohne Erhalt des Sphinkterapparates; **b** Kontinenzerhalt bei ileorektaler Anastomose; **c** ileoanale Pouchoperation. Bei ileorektaler Anastomose bleibt die Grunderkrankung im erhaltenen Rektum manifest.

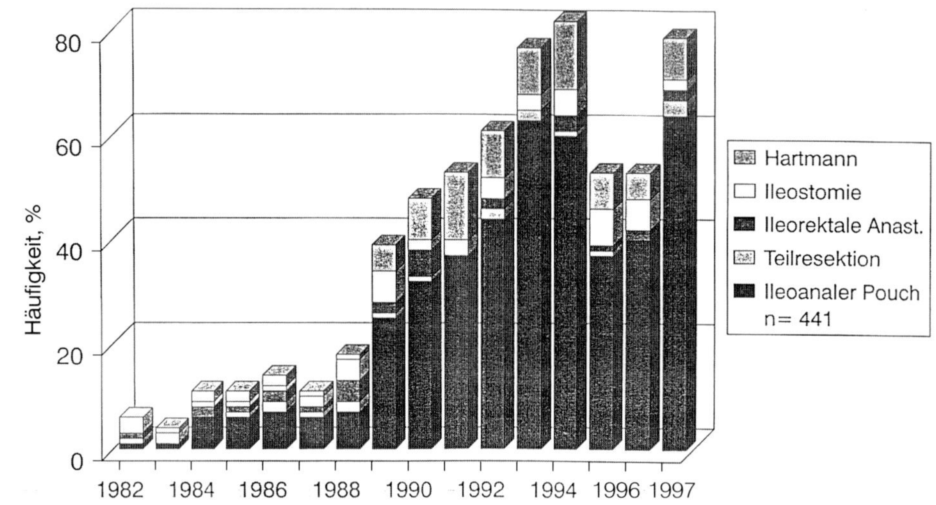

Abb. 3. Häufigkeit einzelner Operationsverfahren (n = 643) bei Colitis ulcerosa (Chirurgische Universitätsklinik Heidelberg Januar 1982 bis Dezember 1997). Ganz eindeutig dokumentiert sich der Vorrang der restaurativen Proktokolektomie (n = 441).

komplexe chirurgische Verfahren nicht zuläßt. Auch das fortgeschrittene Alter kann als Argument für die Wahl dieses Verfahrens gelten, obwohl auch im Alter nicht generell ein kontinenzerhaltender Eingriff ausgeschlossen ist.

Ileorektale Anastomose

In den 50er Jahren war die ileorektale Anastomose als Standardoperation propagiert worden. Heute halten wir dieses Verfahren nur dann für angezeigt, wenn das Rektum wenig entzündliche Veränderungen zeigt. Dies ist jedoch aufgrund der meist aszendierenden Ausbreitung der Colitis ulcerosa die Ausnahme. Da bei dieser Operation das Sphinkterorgan nicht alteriert wird, ist diese Methode bei partiell eingeschränkter Sphinkterfunktion und fortgeschrittenem Lebensalter manchmal von Vorteil. Wesentlicher Nachteil ist jedoch, daß alle Risiken einer Colitis bzw. Proctitis ulcerosa einschließlich der malignen Entartung sich im Rektum weiterhin manifestieren können.

Restaurative Proktokolektomie mit ileoanalem Pouch

Dieses Verfahren schont den Schließmuskelapparat und ist gleichzeitig radikal gegenüber der sich mukosal manifestierenden Grunderkrankung. Die Literatur belegt eine ganze Reihe von technischen Varianten, die neben der Art der Pouchkonstruktion vor allem das mehr oder weniger radikale Vorgehen im Bereich der pouchanalen Anastomose betreffen. Dieses relativ komplexe Operationsverfahren ist mit einer nicht zu unterschätzenden Komplikationsrate behaftet, hat jedoch bei den betroffenen Patienten heute eine hohe Akzeptanz. Es ist an unserer Klinik eindeutig an die erste Stelle bei der Verfahrenswahl gerückt (Abb. 3) und wird einzeitig oder mehrzeitig ausgeführt. Kontraindikation für die ileoanale Pouchoperation stellt die Diagnose eines Morbus Crohn dar, da dann ein erhöhtes Risiko für die Remanifestation dieser Entzündung im Dünndarmbeutel und für die Fistelbildung an der pouchanalen Anastomose besteht. Bei zweifelhafter Diagnose der Grunderkrankung Morbus Crohn oder Colitis ulcerosa sollte deswegen besser mehrzeitig (zunächst Kolektomie mit Hartmann-Situation) vorgegangen werden, um eine möglichst sichere histopathologische Einordnung am kompletten Kolonresektat zu ermöglichen.

Technik der ileoanalen Pouchoperation

Ein gutes kosmetisches Ergebnis wird heute generell auch bei großen chirurgischen Eingriffen angestrebt. Ausgedehnte Narbenbildungen werden von betroffenen Patienten nicht selten als eine Einschränkung ihrer Lebensqualität erlebt. Liegt keine ausgeprägte Adipositas vor, kann deshalb eine ileoanale Pouchoperation über eine sparsame Unterbauchlaparotomie erfolgen. Der etwas begrenzte Zugang hat kaum Einfluß auf die Operationszeit bei ansonsten guter Übersicht für die entscheidenden Schritte der Präparation. Dies relativiert den möglichen Gewinn durch ein prinzipiell denkbares laparoskopisch assistiertes Vorgehen.

Falls nicht gleichzeitig onkologische Prämissen zu beachten sind, erhalten wir das große Netz durch Ablösen desselben vom Colon transversum. Die Kolektomie erfolgt unter sicherer Schonung der ileokolischen Gefäße.

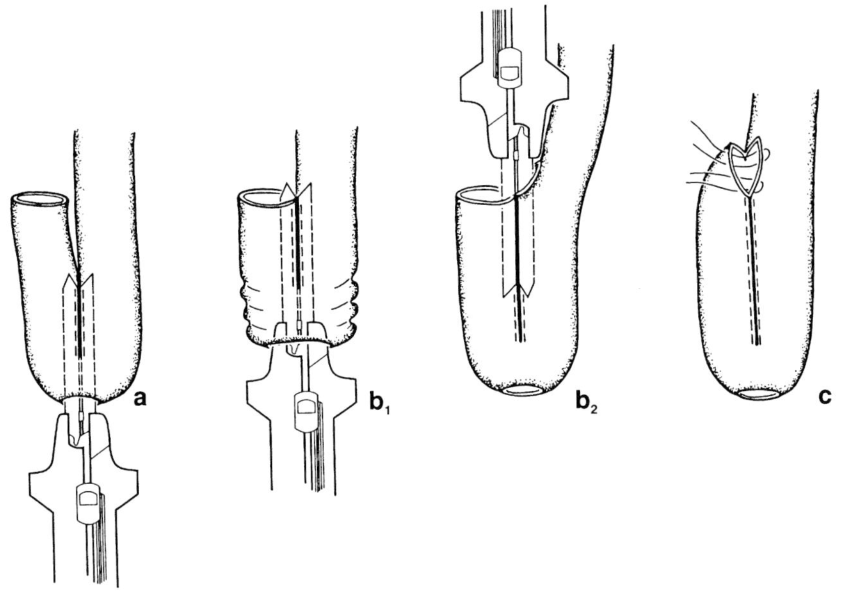

Abb. 4. Technik der J-Pouchbildung mit dem GIA®-Gerät: Um einen ausreichend großen Beutel zu schaffen, sind sowohl die mehrfache Applikation des Staplers über den Pouchapex (**a,b**$_1$) oder alternativ über Apex und von kranial (**a,b**$_2$) möglich. Das Ende des Ileums wird End-zu-Seit in den zuführenden Schenkel eingenäht (**c**).

Liegt ein manifestes kolitisassoziiertes kolorektales Karzinom vor, muß im betroffenen Abschnitt nach den gültigen onkologischen Regeln vorgegangen werden. Dies ist fast immer problemlos möglich, wenngleich gelegentlich technische Schwierigkeiten bei der Pouchbildung durch die Entfernung der ileokolischen Gefäße beim Aszendenzkarzinom auftreten können.

Das Rektum wird im Sinne einer subtotalen Proktektomie von abdominal aus mobilisiert. Nichts spricht hier gegen eine Präparation im Faszienniveau, wie sie heute in der Rektumchirurgie üblich ist, wobei insbesondere der Schonung des vegetativen Nervensystems genaue Beachtung geschenkt werden muß. Wir plädieren weiterhin für die radikale Entfernung der entzündungstragenden Schleimhaut ab der Linea dentata und komplettieren die Operation durch eine transanale komplette Mukosektomie nach Unterspritzen der Schleimhaut über eine Stecke von etwa 3 cm. Schließlich wird die muskuläre Rektumwand transanal durchtrennt und das Proktokolektomiepräparat abgegeben.

Die rekonstruktive Phase zur Kontinuitätswiederherstellung beginnt mit der subtilen Mobilisierung der gesamten Mesenterialwurzel. Dann wird der Dünndarm etwa 15 cm vor seinem Ende angeschlungen und versuchsweise über das Os pubis gezogen. Die für die Anastomose vorgesehene Region soll etwa 3 Querfinger über das Schambein reichen, um eine spannungsfreie Anastomose zu gewährleisten. Im Zweifelsfall kann durch probatorischen transanalen Durchzug die entsprechende Mobilität überprüft werden. Nur in Ausnahmefällen erlaubt das Dünndarmmesenterium ohne weitere Präparation eine direkte pouchanale Anastomose. Aus diesem Grunde ist eine partielle Durchtrennung von Gefäßarkaden in aller Regel zwingend. Bei Erhalt der ileokolischen Gefäße ist die Durchtrennung auch mehrerer mesenterialer Gefäßarkaden in der Regel problemlos möglich. Wenigstens eine Randarkade muß dabei jedoch zur Sicherung der Pouchversorgung erhalten bleiben. Durch antimesenteriale Applikation von 2–3 90-mm-GIA-Magazinen (Mulifire Endo GIA®, Auto Suture, Tönisvorst) wird danach ein J-Pouch gefertigt. Die Applikation des Staplers kann sowohl mehrfach über die Öffnung am Pouchapex bzw. auch alternierend von kaudal und kranial erfolgen (Abb. 4). Das Ende des blinden Schenkels nähen wir End-zu-Seit in die zuführende Schlinge ein (Abb. 4. c), nachdem eine Reihe von Komplikationen bei einfachen Querverschlüssen beobachtet worden war.

Die pouchanale Anastomose wird durch transanale Handnaht ausgeführt, wobei im Uhrzeigersinn 12–18 Nähte an der Analhaut gestochen werden. Wir vermeiden heute das Mitfassen von Sphinktermuskulatur, da ein Teil der postoperativen Inkontinenzproblematik durch eine hierdurch verursachte Störung der Schließfunktion bedingt zu sein scheint. Am Pouchapex erfolgt die Anastomose durch Allschichtstichführung.

Protektives Ileostoma bei ileoanaler Pouchoperation

Prinzipiell ist es möglich, eine ileoanale Pouchoperation einzeitig, d. h. ohne ein protektives Dünndarmstoma, auszuführen. Wir halten dies jedoch nur für gerechtfertigt, wenn der präoperative Zustand des Patienten gut ist und intraoperativ eine technisch völlig unproblematische Situation vorliegt. Kommt es zu lokal septischen Komplikationen im Bereich der Anastomose, so ist deren Behandlung nach unserer Erfahrung bei vorhandenem Schutzstoma weit weniger problematisch als bei Fehlen eines solchen. Derzeit führen wir bei Colitis ulcerosa etwas weniger als 50% der Eingriffe ohne protektive Ileostomie durch.

Mehrzeitiges Vorgehen bei ileoanaler Pouchoperation

In der Notfallsituation oder beim schwer reduzierten Patienten, ausgedehnten Cortisonfolgen oder erheblichem Adeps wird im ersten chirurgischen Schritt nur eine Kolektomie mit Blindverschluß des Rektums durchgeführt. Nach Möglichkeit sollte dieser in Höhe des Promontoriums erfolgen. Auf eine Mobilisierung im kleinen Becken ist zu diesem Zeitpunkt vollständig zu verzichten. Durch dieses Vorgehen werden pelvine Vernarbungen vermieden. Dies erleichtert den Zweiteingriff zur Durchführung der eigentlichen Pouchoperation. Alternativ zum Rektumblindverschluß kann eine Sigmaschleimfistel angelegt werden.

Komplikationen nach Proktokolektomie

Vor allem vier Problemkreise verdienen hier besonderer Beachtung und sind je nach Operationsverfahren in unterschiedlicher Häufigkeit zu beobachten.

Ein postoperativer *Ileus* findet sich bei etwa 11% der Patienten. Rund die Hälfte der Fälle ist der konservativen Therapie zugängig, die übrigen Patienten müssen operativ behandelt werden.

Anastomosenstenosen sind bei ileorektaler Anastomose Ausnahmen, treten jedoch relativ häufig bei ileoanalem Pouch (8,6%) auf. Sie sind in aller Regel problemlos einer transanalen Dilatationsbe-

handlung zugängig. Als therapierefraktär gelten die Anastomosenstenosen allerdings, wenn ein lokal septischer Prozeß zugrunde liegt. Wird dieser nicht erkannt und gezielt chirurgisch saniert, ist die Stenose nicht zu beheben.
Eine Entzündung der Schleimhaut im Bereich des terminalen Ileostomas ist nur in Ausnahmefällen ein Problem. Demgegenüber ist eine *rezidivierende mukosale Entzündung des artifiziell gefertigten Ileumpouches* (Pouchitis) häufig. Sie betrifft etwa 20–30% der Kolitispatienten. Die Pouchitis verläuft dabei in den meisten Fällen akut transient. Ein chronischer oder chronisch rezidivierender Verlauf stellt glückerweise die Ausnahme dar. Bei heute noch unzureichendem Verständnis der Ätiologie einer Pouchitis ist die Therapie pragmatisch. Medikament der 1. Wahl ist Metronidazol p.o., das bei entsprechender Intensität der Entzündung eventuell mit einem Cephalosporin kombiniert oder bei Therapieversagen durch Cortison und/oder 5-Aminosalzylsäurepräparate ergänzt wird.
Nach ileorektaler Anastomose ist eine persistierende Proctitis ulcerosa zu beachten. Immerhin benötigt ein Drittel der Patienten mit ileorektaler Anastomose aus diesem Grunde eine antiinflammatorische Dauermedikation. Demgegenüber ist ein chronischer Pouchitisverlauf wie schon erwähnt die Ausnahme (<5%).
Selbstverständlich werden unabhängig vom gewählten Operationsverfahren allgemeine postoperative Komplikationen wie Harnwegsinfekte, pulmonale Infekte oder Thrombosen auch bei Colitis-ulcerosa-Patienten entsprechend anderen Patienten nach großen Eingriffen gefunden. Hier gelten die bekannten Therapieprinzipien.

Metabole Konsequenzen

Alle Verfahren der Kolektomie bzw. Proktokolektomie mit oder ohne Kontinenzerhalt führen zwingend zu einem vermehrten Verlust an Wasser und Elektrolyten über den dünnflüssigen bis breiigen Dünndarmstuhl. Dies kann auf Dauer vom Dünndarm nicht voll kompensiert werden. Die nötige Bluthomöostase erreicht der Körper durch eine verminderte renale Exkretion. In der Regel ist dies unproblematisch, unter besonderen Streßbedingungen (z.B. infektiöse Diarrhö) jedoch können Risikosituationen bis hin zum prärenalen Nierenversagen auftreten.
Üblicherweise sind die Werte der Routinelaborkontrollen im Rahmen der Langzeitüberwachung im Normbereich. Gelegentlich findet sich eine leichte Anämie und eine Minderung der Vitamin-B_{12}-Werte im Blut. Hier muß gegebenenfalls substituiert werden.
Mit dem erhöhten Stuhlvolumen gehen auch vermehrt Gallensäuren über die fäkale Exkretion verloren. Die klinische Bedeutung dieser Verluste ist heute noch unklar.

Funktionelle Ergebnisse

Die Patienten weisen nach ileoanaler Pouchoperation bei Colitis ulcerosa im Mittel eine Stuhlfrequenz von 6–8 Stühlen pro Tag auf. Demgegenüber finden sich nach ileorektaler Anastomose Stuhlfrequenzen von 4–6 Stühlen pro Tag. Ileostomapatienten entsorgen (bei einer Dünndarmstuhlmenge von im Mittel 600 ml pro Tag) 3–5mal ihren Beutel am Tage.
Inkontinenzerscheinungen nach ileorektaler Anastomose werden bei kompetentem Schließorgan nur bei aktiver Proktitis beobachtet. Demgegenüber weisen Pouchpatienten in einem Drittel der Fälle eine partielle nächtliche Inkontinenz auf. Meist handelt es sich hierbei nur um ein gelegentliches Schmieren ohne größere Mengen Stuhl. Tagsüber ist die überwiegende Mehrzahl der Pouchpatienten ebenfalls voll kontinent.

Postoperative Lebensqualität

Bei einer Analyse der postoperativen Lebensqualität bewerten gerade Colitis-ulcerosa-Patienten nach Pouchoperation diese in 80% der Fälle als gut bis sehr gut. Bei komplikationslosem postoperativem Verlauf steigt die Zufriedenheit sogar auf über 90%. Kommt es zu einer postoperativen therapiewürdigen Komplikation, so ist die Zufriedenheit naturgemäß zunächst eingeschränkt, erreicht jedoch nach Beherrschen der Problematik den gleichen Grad wie bei primär unkompliziertem Verlauf.

Follow-up nach chirurgischer Therapie von Colitis-ulcerosa-Patienten

Da extraintestinale Manifestationen der chronisch entzündlichen Darmerkrankungen und assoziierte Probleme wie die PSC zum Teil unabhängig vom Entzündungsstatus des Darmes verlaufen, müssen die Betroffenen auch nach erfolgreicher Darmsanierung entsprechend überwacht und betreut werden. Hinsichtlich der chirurgisch-anatomischen Situation bedürfen Patienten mit terminalem Ileostoma in der Regel nur gelegentlicher spezieller Betreuung, falls Probleme mit dem künstlichen Ausgang auftreten. Ein besonders konsequentes Follow-up brauchen Patienten mit ileorektaler Anastomose, da hier alle Probleme der Colitis ulcerosa im belassenen Rektum manifest werden können. Vor allem die regelmäßige endoskopische Überwachung und bioptische Kontrolle der Rektumschleimhaut bezüglich Dysplasie ist zwingend.
Uneinigkeit besteht heute über die Notwendigkeit der Nachsorge bei Pouchpatienten. Nach unserer Meinung müssen auch diese Betroffenen lebenslang wenigstens einmal im Jahr kontrolliert werden, da noch keine gesicherten Langzeitergebnisse über das Verhalten der Dünndarmmukosa nach pouchanaler Anastomose vorliegen (Pouchitis – Dysplasie – Karzinomsequenz?).

Diskussion

Die Indikation zum resezierenden Eingriff wird heute im allgemeinen frühzeitiger als noch in den 70er Jahren gestellt, da ein individuell anwendbares Repertoire chirurgischer Verfahren zur Verfügung steht. Insbesondere die restaurative Pouchoperation und ihre im allgemeinen sehr zufriedenstellenden Ergebnisse hat vielen betroffenen Patienten und auch den betreuenden Ärzten die Furcht vor dem chirurgischen Eingriff mit der drohenden Aussicht auf einen bleibenden Kunstafter genommen [1]. Dies verkürzt den Leidensweg für viele Patienten mit schwerem Entzündungsverlauf und vermeidet eventuelle irreparable Schäden durch langdauernde Medikamenteneinwirkung.

Auf der anderen Seite wird durch die Anwendung moderner Immunsuppressiva wie Azathioprin und Cyclosporin nach Ausschöpfung der Cortisonmedikation versucht, die schwer verlaufende Colitis ulcerosa und besonders den fulminanten und toxischen Verlauf zu beeinflussen. Dies führt unter Umständen zu einer Gefährdung der betroffenen Patienten, wenn letztendlich notfallmäßig der resezierende Eingriff durchgeführt werden muß [2].

Die Strategien zur Überwachung der präkanzerösen Situation basieren heute überwiegend auf der endoskopisch sowie bioptischen Kontrolle der Schleimhaut. Dies soll gewährleisten, daß dysplastische Veränderungen rechtzeitig erkannt und gegebenenfalls chirurgisch radikal therapiert werden. Diese Hoffnung auf suffiziente endoskopische Kontrollen scheint sich nur unzureichend zu erfüllen [3–6]. Auch nach unserer Erfahrung wird eher ausnahmsweise die Indikation zum chirurgischen Eingriff wegen nachgewiesener dysplastischer Veränderung gestellt, ohne daß bereits ein manifestes kolorektales Karzinom vorliegt. Die rasante Entwicklung der modernen molekularbiologischen Forschung läßt hoffen, daß hier bessere Screening- und Überwachungsmethoden entwickelt werden. Prinzipiell ist beim manifesten kolitisassoziierten kolorektalen Karzinom eine restaurative Proktokolektomie mit Erhalt der natürlichen Kontinenz möglich [7]. Beim weit fortgeschrittenen Tumorleiden ist jedoch das chirurgische Vorgehen kritisch abzuwägen, da sich eventuell später notwendige palliative chirurgische Maßnahmen bei ileoanalem Pouch im Vergleich zur Situation mit terminalem Ileostoma erheblich schwieriger gestalten können.

Die verschiedenen chirurgischen Alternativen haben heute ihre spezielle Indikation. In der Regel wird ein kontinenzerhaltender Eingriff angestrebt. Bedingt durch die nicht unerhebliche Komplikationsrate, die mit dem Pouchverfahren assoziiert ist, ist die Diskussion um die ileorektale Aanastomose wieder aufgelebt. Vor allem bei jungen Männern wird hier das Risiko einer postoperativen Potenzschwäche ins Feld geführt. Zweifelsohne kann ein über längere Jahre geplantes mehrzeitiges Vorgehen mit zunächst ileorektaler Anastomose und einer nachfolgenden ileoanalen Pouchoperation durchaus sinnvoll sein. Doch muß dann das Risiko einer persistierenden Proctitis ulcerosa mit bedacht werden. Überwiegend wird heute die ileoanale Pouchoperation als Verfahren der 1. Wahl akzeptiert [7–10].

Demgegenüber ist die restaurative Proktokolektomie eine Operation, die einen bezüglich der Grunderkrankung radikalen Therapieansatz mit einem weitgehenden Erhalt der analen Kontinenz kombiniert. Zweifelsohne sind auch hier beide Aspekte nicht ideal zu lösen. So ist auf der einen Seite trotz aller technischer Entwicklung eine partielle Kompromittierung der Kontinenzfunktion zu akzeptieren, und auf der anderen Seite besteht das heute nicht sicher einschätzbare Risiko akzidentell persitierender rektaler Schleimhaut im Bereich der pouchanalen Anastomose. Die bisher publizierten Karzinomfälle nach Pouchoperation waren mit dieser kritischen Region assoziiert [11, 12]. Eigentliche Dünndarmkarzinome sind selten, und so ist es nicht verwunderlich, daß in einem Ileumpouch (Kock-Pouch) bisher nur einmal ein echtes Dünndarmkarzinom beobachtet wurde [13]. Bezieht man das Alter des Patienten zum Zeitpunkt der notwendigen Operation in die differentialtherapeutische Abwägung ein, so ist anzumerken, daß gerade Kinder und Jugendliche diese Operation hervorragend tolerieren und ein insgesamt optimales funktionelles Ergebnis aufweisen. Im fortgeschrittenen Lebensalter (>50 Jahre) sind eher Kontinenzprobleme zu beobachten, und hier muß die Entscheidung zur Pouchoperation unter funktionellem Aspekt kritischer gesehen werden [14].

Beiträge zur differenzierten Technik der restaurativen Proktokolektomie sind zahlreich publiziert. Sie betreffen die verschiedenen Details des operativen Vorgehens. Um ein optimales kosmetisches Ergebnis zu erreichen, wird unter anderem die laparoskopisch assistierte Pouchoperation propagiert. Da jedoch diese Operation beim nicht adipösen Patienten unter normalem Zeitaufwand durch den Geübten über eine sparsame Unterbauchlaparotomie ausgeführt werden kann, erscheinen uns der erhebliche Material- und Zeitaufwand für das laparoskopische Vorgehen und die hierbei ebenfalls notwendigen Inzisionen zur Bergung des Resektates im Verhältnis nicht gerechtfertigt.

Der Erhalt des großen Netzes bei der Kolektomie ist nicht zwingend und wird nicht von allen Arbeitsgruppen durchgeführt.

Sehr kontrovers wird die Rolle der Proktomukosektomie zur Schonung des analen Sphinkterorgans diskutiert. Auf der einen Seite scheinen Studien einen funktionellen Vorteil für die postoperative Kontinenz durch Erhalt der Überganszone bzw. der distalen rektalen Mukosa zu belegen, doch konnte in kontrollierten Studien keineswegs zwingend dieser Effekt nachgewiesen werden [15–19]. Uns erscheint der Erhalt rektaler Schleimhaut aus medizinischer Indikation problematisch, da wir selbst einen Fall eines Anastomosenkarzinoms – allerdings bei familiärer adenomatöser Polyposis – 8 Jahre nach Pouchoperation beobachteten [11]. Ein entsprechendes Risiko bei Colitis ulcerosa läßt sich derzeit noch nicht sicher abschätzen, doch scheint in Einzelfällen auch das Auftreten einer Pouchitis durch die Entzündung der rektalen Restmukosa getriggert werden zu können [20].

Die bisher durchgeführten klinischen Studien zum Pouchdesign haben keine sichere Überlegenheit einer bestimmten Pouchform belegen können [21, 22]. Deswegen hat sich weltweit (>70% der Fälle) die technisch einfache staplergefertigte J-Pouchbildung durchgesetzt. Sie geht als Seit-zu-End-pouchanale Anastomose (zur sicheren Evakuation des artifiziellen Dünndarmbeutels) auf den Vorschlag von Utsunomiya zurück [23].

Die pouchanale Anastomose führen wir in Handnahttechnik aus, was durch das radikale Vorgehen bei der Proktomukosektomie bedingt ist. Braun et al. [24] haben als ähnlich radikales Vorgehen eine spezielle Art der Stapleranastomosentechnik vorgeschlagen. Das von vielen Arbeitsgruppen bevorzugte Double-Stapling-Verfahren unter Akzeptanz eines kurzen supraanalen Restrektums lehnen wir aus den oben genannten Gründen als Standardverfahren ab. Die funktionellen Vorteile erscheinen uns im Rahmen unserer eigenen Erfahrungen nicht überzeugend, und auf die Risiken erhaltener krankhaft veränderter Schleimhaut wurde bereits hingewiesen.

Die postoperative Stuhlfrequenz ist neben dem Fassungsvermögen des Dünndarmbeutels, das sich im Rahmen der Adaptation sukzessive vergrößern kann, vor allem durch das Stuhlvolumen bedingt. Dies erklärt die nur graduellen Unterschiede der Stuhlfrequenz nach ileorektaler Anastomose und Pouchoperation. Das erhöhte Stuhlvolumen ist eine Folge des Salzverlustes bzw. der fehlenden Resorptionskapazität des Dickdarmes [25]. Die erhöhte fäkale Exkretion bewirkt zusätzlich einen vermehrten Verlust von Gallensäuren [26]. Einschränkungen der Kontinenz sind zweifelsohne direkt mit dem chirurgischen Vorgehen am Kontinenzorgan beeinflußt und betreffen deswegen vermehrt Pouchpatienten. Es kann jedoch – z. T. über viele Jahre – eine langsame und graduelle Verbesserung bei postoperativen Problemen beobachtet werden [27]. Außerdem ist in geeigneten Fällen ein Biofeedback-Sphinktertraining sinnvoll einzusetzen [28].

Sollte ein kontinenzerhaltendes Verfahren beim Primäreingriff nicht möglich sein, so besteht weiterhin alternativ zum Brookeschen terminalen Ileostoma die Möglichkeit des sogenannten Kock-Pouches im Sinne einer «kontinenten» Ileostomie. Dieses ebenfalls sehr komplexe Operationsverfahren hat auch heute noch seinen speziellen Platz im Repertoir der chirurgischen Maßnahmen [29].

Postoperative Komplikationen lassen sich auch nach der restaurativen Proktokolektomie im angegebenen Rahmen beherrschen. Selbst bei aufwendigen «Re-do»-Eingriffen kann mit einer erfolgreichen Sanierung in zwei Drittel der Fälle gerechnet werden [30, 31]. Die Ätiologie der postoperativen Pouchitis [32] wurde bis heute nur ansatzweise verstanden. Sie tritt vorzugsweise bei Colitis-ulcerosa-Patienten mit ileoanalem Pouch auf, ist aber meist gut therapierbar [33].

Vergleichende Untersuchungen zur Lebensqualität nach notwendigem resezierendem Eingriff bei Colitis ulcerosa zeigen, daß für den Patienten vor allem die Entfernung des erkrankten Kolorektums von entscheidender Bedeutung ist. Die definitive Versorgung mit oder ohne Stoma hat bezüglich der Lebensqualität dagegen eher graduellen Wert [34]. Es ist jedoch zweifelsohne so, daß nur eine begrenzte Zahl von Patienten «ihren Pouch» wieder gegen eine Versorgung mit bleibendem Kunstafter eintauschen würden. Trotz aller Probleme, die im Rahmen der ileoanalen Pouchoperation zu bedenken und zu meistern sind, kann dieses Verfahren derzeit in der Regel als optimale chirurgische Therapie gelten [35]. Die prä- und postoperative Betreuung der betroffenen Patienten erfordert die offene interdisziplinäre Absprache zwischen dem betreuenden Gastroenterologen und dem in Indikation und in Differentialtherapie geschulten Chirurgen. Des weiteren haben sich die Selbsthilfeorganisationen für chronisch entzündliche Darmerkrankungen, insbesondere die Deutsche Morbus-Crohn-/Colitis-ulcerosa-Vereinigung (DCCV), ausgesprochen hilfreich für die Patienten erwiesen.

Literatur

1 Gondet P, Dozios RR, Kelly KA, Melton LJ, Ilstrup DM, Phillips SF: Changing refferal patterns for surgical treatment of ulcerative colitis. Mayo Clin Proc 1996;71:743–747.
2 Ferzoco SJ, Becker JM: Does aggressive medical therapy for acute ulcerative colitis result in a higher incidence of staged colectomy. Arch Sug 1994;129:423–424.
3 Adler G, von Herbay A, Starlinger M: Morbus Crohn, Colitis ulcerosa. Berlin, Springer, 1993.
4 Gondet P, Dozois RR, Viard H, Ilstrup D: Colorectal cancers associated with ulcero-hemorrhagic rectocolitis. Detection of and prognosis for postoperative patients. Ann Chir 1993;47:826–831.
5 Levin B: Ulcerative colitis and colon cancer: Biology and surveillance. J Cell Biochem 1992; 16(suppl):47–50.
6 Lynch DA, Lobo AJ, Sobala GM, Dixon MF, Axon AT: Failure of colonoscopic surveillance in ulcerative colitis. Gut 1993;34:1075–1080.
7 Buhr HJ, Heuschen U, Stern J, Herfarth Ch: Technik und Ergebnisse des ileoanalen Pouches nach Proktocolektomie. Zentralbl Chir 1994;118: 867–877.
8 Kelly KA: Anal sphincter-saving operations for chronic ulcerative colitis. Am J Surg 1992;163:5–11.
9 Mortensen N: Restorative proctocolectomy – the pouch operation: Good or bad? Scand J Gastroenterol 1993;192(suppl):130–135.
10 Melville DM, Ritchie JK, Nicholls RJ, Hawley PR: Surgery for ulcerative colitis in the era of the pouch – the St. Marks's Hospital experience. Gut 1994;35:1076–1080.
11 Von Herbay A, Stern J, Herfarth Ch: Pouch-anal cancer after restorative proctocolektomy for familial adenomatous polyposis. Am J Pathol 1996;20:995–999.
12 Ziv Y, Fazio V, Sirimarco M, Lavery I, Goldblum J, Petras R: Incidence, risk factors, and treatment of dysplasia in the anal transitional zone after ileal pouch-anal anastomosis. Am Soc Colon Surg 1994;13:1281–1285.
13 Cox CL, Butts DR, Roberts MP, Wessels RA, Bailey HR: Development of invasive adenocarcinoma in a long-standing Kock continent ileostomy: Report of a case. Dis Colon Rectum 1997;40:500–503.
14 Dayton M, Kenneth R, Larsen PhD: Should older patients undergo ileal pouch-anal anastomosis. Am J Surg 1996;172:444–448.
15 Luukkonen P, Järcinen H: Stapled vs hand-sutured ileoanal anastomosis in restaurative proctocolektomy. Arch Surg 1993;128:437–440.
16 McIntyre B, Pemberton J, Beart R, Devine R, Nivatvongs S: Double-stapled vs. handsewn ileal pouch-anal anastomosis in patients with chronic ulcerative colitis. Dis Colon Rectum 1994;37:430–433.
17 Pricolo V, Potenti F, Luks F: Selective preservation of the anal transition zone in ileoanal pouch procedures. Dis Colon Rectum 1996;39: 871–877.
18 Kienle P, Huber FX, Kuntz Ch, Stern J, Herfarth Ch: Biofeedbacktraining und Beckenbodengymnastik bei Analsphinkterinsuffizienz. Evaluation durch 3-D-Vektorvolumenmanometrie. Akt Chir 1996;31:10–13.
19 Tuckson W, Lavery I, Fazio V, Oakley J, Church J, Milsom J: Manometric and functional comparision of ileal pouch anal anstomosis with and without anal manipulation. Am J Surg 1991;161:90–95.
20 Davis Ch, Frederick A, Lavery I, Fazio V: Results of mucosal proctectomy versus extrarectal dissection for ulcerative colitis and familial polyposis in children and young adults. J Ped Surg 1994;29:305–309.
21 Herfarth Ch, Stern J: Rectumersatz durch Dünndarm – Das intrapelvine Reservoir. Chirurg 1988;59:133–142.
22 Stern J, Buhr HJ, Herfarth Ch: Chirurgische Therapie der Colitis ulcerosa – neue technische und pathophysiologische Aspekte. Internist 1991;32: 540–548.
23 Herfarth Ch, Stern J: Colitis ulcerosa – Adenomatosis coli. Funktionserhaltende Therapie. Berlin, Springer, 1990.
24 Braun J, Treutner KH, Harder M, Lerch MM, Töns Ch, Schumpelick V: Anal sphincter function after intersphincteric resection and stapled ileal pouch-anal anastomosis. Dis Colon Rectum 1991;34:8–12.
25 Brüwer M, Stern J, Schmidt-Gayk H, Senninger N, Herfarth Ch: Einfluß der Proktokolekto-

mie auf die Flüssigkeitsbilanz – konventionelle Ileostomie, ileorektale Anastomose und ileoanale Pouchoperation im Vergleich. Z Gastroenterol 1998;36:201–208.
26 Brüwer M, Stern J, Stiehl A, Herfarth Ch: Veränderungen der fäkalen Gallensäurenexkretion nach Proktokolektomie. Z Gastroenterol 1996; 34:105–110.
27 Köhler L, Pemberton J, Hodge D, Zinsmeister A, Kelly K: Long-term functional results and quality after ileal pouch-anal anastomosis and cholecystectomy. World J Surg 1992;16:1126–1132.
28 Seow-Choen, Tsunoda A, Nicholls RJ: Prospective randomized trial comparing anal function after hand sewn ileoanal anastomosis with mucosectomy versus stapled ileoanal anatomosis without mucosectomy in restorative proctocolectomy. Br J Surg 1991;78:430–434.
29 Ecker KW, Schmid T, Haberer M, Hildbrandt U, Feifel G: Erfahrungen mit der kontinenten Ileostomie nach Kock. Zentralbl Chir 1994;119:851–861.
30 Herbst F, Sielezneff I, Nicholls RJ: Salvage surgery for ileal pouch outlet obstruction. Br J Surg 1996;83:368–371.
31 Sagar PM, Dozois RR, Wolff BG, Kelly KA: Disconnection, pouch revision and reconnection of the ileal pouch-anal anastomosis. Br J Surg 1996;83:1401–1405.
32 Mignon M, Stettler C, Phillips SF: Pouchitis – a poorly understood entity. Dis Colon Rectum 1995;38:100–103.
33 Stahlberg D, Gullberg K, Liljeqvist L, Hellers G, Lofberg R: Pouchitis following pelvic pouch operation for ulcerative colitis. Incidence, cumulative risk, and risk factors. Dis Colon Rectum 1996; 39:1012–1018.
34 Köhler L, Pemberton J, Zinsmeister A, Kelly K: Quality of life after proctocolektomy. Gastroenterology 1991;101:679–684.
35 Fazio V, Ziv Y, Church JM, Oakley JR: Ileal pouch-anal anastomoses complications and function in 1005 patients. Ann Surg 1995;222:120–127.

Chirurgische Gastroenterologie
mit interdisziplinären Gesprächen

Hauptthema · Main Theme

Chir Gastroenterol 1998;14:140–145

H. R. Rosen

Chirurgische Abteilung, Donauspital/
Sozialmedizinisches Zentrum Ost, Wien,
Österreich

Das toxische Megakolon

Schlüsselwörter
Toxisches Megakolon: fulminante Kolitis, Ätiologie, Diagnostik, subtotale Kolektomie

Zusammenfassung
Das toxische Megakolon stellt eine schwerwiegende Komplikation einer fulminanten Kolitis, meistens der Colitis ulcerosa, dar. Eine der Hauptursachen für die noch immer hohe Mortalität dieser Erkrankung stellt vor allem die zeitliche Verschleppung des Therapiebeginns dar. Das Wissen sowie die Vermeidung möglicher Risikofaktoren und eine aggressive, medizinische Therapie können bei einigen Patienten ein chirurgisches Vorgehen vermeiden. Dennoch wird ein Zeitintervall von 24–48 h als Limit für die Effektivität eines konservativen Vorgehens angesehen. Ein fehlender Genesungsfortschritt oder eine Verschlechterung unter regelmäßiger klinischer und radiologischer Kontrolle mittels Abdomennativuntersuchungen muß eine schnelle Entscheidung zum operativen Vorgehen nach sich ziehen. Die subtotale Kolektomie mit Ileostomie und Hartmann-Situation bzw. Sigmoideostomie stellt im allgemeinen das Verfahren der Wahl in dieser akuten Situation dar. Nach Konsolidierung des Patienten sowie definitiver Ermittlung der Ursache des Megakolons läßt diese Methode alle Optionen für eine endgültige Versorgung des Patienten sowie die Wiederherstellung der intestinalen Kontinuität.

Key Words
Toxic Megacolon: fulminant colitis, etiology, diagnosis, subtotal colectomy

Summary
Toxic megacolon may be a severe complication of various forms of fulminant colitis, mainly ulcerative colitis. Delay of the appropriate treatment is the main cause for a high mortality described in patients with this disease. The knowledge and the removal of potential precipitating factors together with aggressive medical support may be able to prevent the need for surgical intervention in some patients. However, it is widely accepted that a period of 24–48 h should not be exceeded for conservative treatment to show a beneficial effect. If periodical clinical assessment and serial plain abdominal X-ray studies show no improvement or deterioration, surgery must be performed without delay. Subtotal colectomy with an ileostomy and either a Hartmann's pouch or a sigmoideostomy are widely regarded to be the optimal procedure in the acute phase of this event. After stabilization and definitive diagnosis of the cause for colitis, this method still leaves all options for an optimal approach to definitive treatment of the underlying disease, including restoration of the intestinal continuity.

Definition

Als toxisches Megakolon wird eine schwere Form der Kolitis bezeichnet, die in verschiedenen entzündlichen Affektionen des Dickdarms ihren Ursprung findet und mit einer totalen oder segmentalen Dilatation des Kolonrahmens einhergeht. Neben mehreren vorangegangenen Einzelbeobachtungen waren es Marshak et al. [1], die 1950 eine detaillierte Beschreibung des Begriffs «toxisches Megakolon» veröffentlichten. Während beim Dickdarmileus aus verschiedenen Ursachen die Dilatation des prästenotischen Kolonrahmens auf rein mechanischer Natur beruht, werden Kolondilatationen ohne Obstruktion auch bei Erkrankungen wie dem Morbus Hirschsprung, dem Ogilvie-Syndrom oder auch bei exzessiver Einnahme von Narkotika gesehen. All den oben genannten Erkrankungen fehlen jedoch die beim toxischen Megakolon assoziierte Sepsis sowie die typischen pathologischen Befunde.

Während bei der «unkomplizierten» Kolitis die entzündlichen Veränderungen auf Mukosa und die oberflächlichen Schichten der Submukosa beschränkt sind, finden sich beim toxischen Megako-

Univ.-Doz. Dr. Harald R. Rosen
Chirurgische Abteilung
Donauspital/Sozialmedizinisches Zentrum Ost
Langobardenstraße 122
A-1220 Wien

lon in typischer Weise ausgiebige inflammatorische Veränderungen, die bis in die Muscularis propria bzw. durch alle Wandschichten reichen. So konnten bereits Buckell et al. [2] eine direkte Korrelation zwischen der Tiefe ulzeröser Veränderungen und der Ausbildung eines toxischen Megakolons bzw. der Indikation zur Operation in ihrem Patientengut beschreiben. Die Autoren beobachteten bei 20 Patienten eine radiologisch nachgewiesene komplette Dilatation und bei 18 Patienten eine Infiltration der Ulzerationen bis in die Muscularis propria. Demgegenüber trat letztere Veränderung lediglich bei 4 von 11 Patienten ohne Dilatation auf. Inwieweit eine Schädigung der vegetativen Nervenplexus im Kolon für die Entstehung des toxischen Megakolons im Rahmen der Kolitis verantwortlich ist, bleibt kontrovers. Während Prohaska et al. [3] einen völlig intakten Plexus myentericus, trotz extrem ausgedehnter Dilatation, in ihren Präparaten fanden, beschreiben Norland und Kirsner von der gleichen Arbeitsgruppe in ihrem Krankengut eine komplette Destruktion des Plexus Auerbach [4].

Unabhängig davon muß jedoch die Destruktion der Muscularis propria im Rahmen der massiven Kolitis als Ursache für die Entstehung der Dilatation genannt werden. Vor allem die Zerstörung der mukosalen Barriere zwischen Kolonlumen und Blutstrom ist für den septischen Verlauf der Erkrankung durch die Verschleppung von toxischen und bakteriellen Antigenen verantwortlich.

Während in der Vergangenheit die Colitis ulcerosa als alleinige Ursache für das Entstehen eines toxischen Megakolons angeführt und mit einer Inzidenz von 1,6–22% angegeben wurde [5, 6], zeigt sich in der jüngsten Vergangenheit an den meisten Kliniken ein Rückgang im Auftreten des toxischen Megakolons als Folge eines Schubes der Colitis ulcerosa [7]. Ein möglicher Zusammenhang mit verbesserter Diagnostik und intensiverer medizinischer Behandlung dieser Krankheit bietet sich hier an. Unabhängig von der fallenden Inzidenz des toxischen Megakolons bei Colitis ulcerosa werden zwischen 25 und 40% Patienten ermittelt, die die Entstehung des toxischen Megakolons als Erstmanifestation der Kolitis aufweisen [8]. Bei diesen Patienten lassen sich zusätzlich potentielle Risikofaktoren für die Entstehung des toxischen Megakolons nachweisen, wie [6, 8, 9]:

- frühzeitiges oder abruptes Absetzen der antiinflammatorischen Medikation,
- Irrigoskopie mit bariumhaltigen Kontrastmitteln,
- Kolonoskopie während einer akuten Kolitis (?),
- motilitätshemmende Medikation während Diarrhö (Loperamid, Codein, Tinctura opii),
- Anticholinergika bzw. Antidepressiva mit anticholinerger Wirkung,
- Kaliummangel.

Der Morbus Crohn als Ursache für eine kolitisassoziierte Entstehung eines toxischen Megakolons wurde wesentlich später (in der Mitte der 60er Jahren) beschrieben [10]. Schwierigkeiten in der histomorphologischen Unterscheidung zwischen Colitis ulcerosa und Morbus Crohn sind wesentlich dafür verantwortlich, daß die Inzidenz in der Literatur zwischen 0 und 20% variiert [6, 11, 12], wobei jedoch grundsätzlich der Morbus Crohn, infolge seines segmentalen Kolonbefalls sowie seiner eher zur Fibrosierung neigenden Veränderung, in geringerem Maße die Entwicklung eines toxischen Megakolons hervorrufen kann.

Tab. 1. Ursachen für das toxische Megakolon

Entzündliche Darmerkrankungen
Colitis ulcerosa
Morbus Crohn
Infektiöse Kolitis
Bakteriell
Pseudomembranöse (Clostridien-) Kolitis (Antibiotikatherapie!)
Salmonellen-, Campylobacter- oder Shigelleninfektion
Yersinien
Escherichia-coli-Sepsis
Parasitär
Amöbenruhr
Viral
Cytomegalie-Virusinfektion (AIDS)
Therapieassoziierte Kolitis
Gold- oder Methotrexattherapie bei PCP
Zystostatische Therapie
Ischämische Kolitis

Bei völligem Fehlen von Hinweisen auf das Vorliegen einer spezifischen entzündlichen Darmerkrankung kommen eine Reihe anderer, in jüngerer Zeit häufiger beschriebener Ursachen für die Entstehung eines toxischen Megakolons in Frage (Tab. 1). In diesem Zusammenhang ist vor allem die pseudomembranöse (antibiotikaassoziierte) Kolitis als Ursache für ein toxisches Megakolon zu erwähnen. Bedingt durch den Einsatz breitwirkender Antibiotika, besonders im geriatrischen Bereich, zeigt sich eine steigende Inzidenz von *Clostridium-difficile*-Infektionen sowie damit assoziierten hochgradigen Kolitiden mit Ausbildung eines toxischen Megakolons [13, 14]. Obwohl die Veränderung nach Anwendung von Antibiotika wie z. B. Clindamycin in gehäuftem Ausmaß beschrieben wurde, kann die Entstehung einer pseudomembranösen Kolitis grundsätzlich bei allen Antibiotika außer Vancomycin und Aminoglycosiden beobachtet werden [15]. Vor allem im Spitalsbereich zieht das Auftreten einer *Clostridium-difficile*-Infektion häufig Epidemien nach sich. Im besonderen Fall der pseudomembranösen Kolitis kann die schnelle Diagnostik (Clostridien-Schnelltest) in Einzelbeispielen durch den raschen Einsatz einer adäquaten konservativen Therapie ein chirurgisches Vorgehen verhindern helfen.

Andere infektiöse Ursachen für die Kolitisentstehung mit subsequenter Verschlechterung zum toxischen Megakolon sind Salmonellen-Infektionen [16], Dysenterie infolge Shigellen (vorwiegend bei Neonaten und Kindern) [17], selten Infektionen mit Campylobacter [18]. Affektionen durch das Cytomegalie-Virus (CMV) [19] wurden in Zusammenhang mit Aids-Erkrankungen in den letzten Jahren gehäuft beobachtet. So berichteten Davidson et al. [20] über 28 Notfallaparotomien bei einem Krankengut von 2000 mit dem Aids-Virus infizierten Patienten. Von diesen Akutoperationen waren 5 wegen eines Megakolons indiziert, wobei bei 4 Patienten das CMV identifiziert wurde. Obwohl die CVM-Infektion bei AIDS-Patienten keine Rarität darstellt, gibt es Beobachtungen von Cooper et al. [21], die bei 46 HIV-negativen Patienten, die wegen Colitis ulcerosa operiert werden mußten, eine CMV-Infektion bei 6 Patienten beschrieben, wobei 5 dieser Patienten ein toxisches Megakolon aufwiesen.

Neben den spezifisch entzündlichen Darmerkrankungen sowie den Kolitiden infektiöser Natur kommen in selteneren Fällen auch Krankheitsbilder bzw. deren Behandlung als kausatives Agens für die Entstehung eines toxischen Megakolons in Frage: So wurden Fälle von toxischem Megakolon bei Patienten nach Therapie wegen psoariatischer oder rheumatischer Arthritis sowie nach Behandlung mit Gold [22] oder Methotrexat beobachtet [23].

Zusammenfassend läßt sich zur Pathogenese des toxischen Megakolons feststellen, daß neben der immer noch häufigsten Ursache, der Colitis ulcerosa oder des Morbus Crohn, die anderen oben angeführten pathogenetischen Faktoren im Rahmen der Anamneseerhebung (Antibiotikatherapie, Auslandsreisen, andere Medikationen) bzw. der Diagnostik (Stuhlkultur auf *Clostridium difficile* oder Parasiten) in Betracht gezogen werden müssen.

Diagnostik

Das spezifische Merkmal für das toxische Megakolon ist im Gegensatz zu einem massiven (fulminanten) Kolitisschub das systemische, septische Erscheinungsbild. Obwohl Durchfälle mit oder ohne blutige Abgänge, krampfartige abdominale Schmerzen, wie sie auch beim Kolitisschub präsent sein können, beobachtet werden, sind doch die Zeichen der Sepsis, wie sie für das toxische Megakolon von Truelove und Witts [24] beschrieben wurden, die charakteristischen Kriterien für die Bezeichnung dieser Krankheitsentität (Fieber, Tachykardie über 90/min, Anämie, Leukozytose über 10 500, erhöhte BSG). Zusätzlich findet sich ein aufgetriebenes, tympanitisches Abdomen, welches nicht unbedingt mit großer Druckschmerzhaftigkeit oder peritonealem Erscheinungsbild einhergehen muß. Vor allem nach längerer vorangegangener konservativer Therapie mit immunsupprimierenden Substanzen wie Kortikosteroiden oder ACTH in Kombination mit Analgetika kann das klinische Beschwerdebild stark verschleiert sein.

Das hinweisende diagnostische Instrument für Patienten mit toxischem Megakolon ist sicherlich die Abdomenleeraufnahme. Als vordergründiges Charakteristikum bei dieser Untersuchung findet sich die Dilatation des Kolons. Mehrere Autoren geben den Durchmesser des Colon transversum in dieser Untersuchung als Limit für die Gefahr der drohenden oder schon stattgefundenen Perforation an. Present beschreibt einen Durchmesser von 6,0 cm als oberes Limit in dieser Untersuchung [6]. In einer Serie von Fazio war der durchschnittliche Durchmesser des Kolons bei Patienten mit Perforation 9,1 cm [11], und von Norland und Kirsner wurde dieser mit 8,8 cm angegeben [4]. Obwohl die Bestimmung des größten Kolondurchmessers ein hilfreiches, weil objektivierbares Instrument in der Diagnostik darstellt, darf sie doch nur in Kombination mit der gesamten klinischen Situation des Patienten bewertet werden.

Weitere unterstützende Untersuchungsmaßnahmen finden sich in der Labordiagnostik mit Bestimmung der Elektrolyte, der Nierenwerte sowie des Albuminstatus und der Blutgase. In diesem Zusammenhang wurde von verschiedenen Autoren eine Korrelation zwischen dem arteriellen Blut-pH und dem Schweregrad der Kolitis festgestellt. So fanden Caprilli et al. [25] eine zunehmende Alkalose im Blut bei Patienten, welche im Rahmen ihrer akuten Kolitis in weiterer Folge eine toxische Dilatation entwickelten. Auch Vernia et al. [26] wiesen eine deutliche progressive Alkalose mit einem pH von 7,5 bei Patienten mit toxischem Megakolon nach, welche signifikant ausgeprägter war als bei Patienten, die eine geringgradigere Kolitis (pH 7,42 bzw. 7,44) hatten.

Unabhängig von diesen Beobachtungen ist sicherlich der klinische Aspekt zusammen mit der radiologischen Abdomenleeruntersuchung das wesentlichste Instrument in der Diagnosestellung sowie in der Bestimmung der Indikation zum operativen Vorgehen. Nur durch regelmäßige klinische Begutachtung (auch in Kooperation zwischen Internist und Chirurg) kann die Gefahr der drohenden gedeckten oder freien Perforation mit der damit verbundenen deutlichen Verschlechterung der Prognose in einem akzeptablen Maß gehalten werden. So können (vor allem bei immunsupprimierten Patienten) die klinischen Zeichen der Peritonitis trotz offensichtlich massiver Dilatation des Kolonrahmens (oder auch freier Luft in der Abdomenleeruntersuchung) deutlich verschleiert sein. Im Gegensatz dazu kann sich eine deutliche abdominale Symptomatik bei Fehlen von freier Luft oder mäßig massiv dilatiertem Kolonrahmen zeigen. In Einzelfällen finden sich auch Zeichen der intramuralen Luft (Pneumatosis cystoides coli), die die kurz bevorstehende Perforation andeuten können [27]. Bei einzelnen Patienten treten Spuren von retroperitonealer Luft auf, ebenso wie subkutanes Emphysem oder Pneumomediastinum ohne die Zeichen der freien Luft, welche die bereits stattgefundene Perforation identifizieren [27]. Einhelligkeit besteht darin, daß die Endoskopie nur eingeschränkt Verwendung (evtl. zur Verifizierung einer bis dato unbekannten Kolitis) finden sollte und eine Untersuchung nicht über eine Höhe über 20 cm ab ano zu forcieren ist, um durch die notwendige Luftinsufflation keine weitere Dilatation zu provozieren [5, 6].

Therapie

Hauptaufgabe des therapeutischen Vorgehens beim toxischen Megakolon ist die Vermeidung der Perforation und so einer damit verbundenen deutlichen Verschlechterung der Prognose. Bei Durchsicht der Literatur finden sich Affinitäten zum eher konservativen oder chirurgischen Vorgehen jeweils in Abhängigkeit vom Autor: Veröffentlichungen von internistischen oder gastroenterologischen Einrichtungen propagieren die Möglichkeiten der konservativen Therapie und den Einsatz von Kortikosteroiden, ACTH oder Cyclosporin in Kombination mit Dekompressionsmethoden durch Umlagerung des Patienten (und damit Umverteilung der stehenden Luft im Kolon) sowie aktiver endoskopischer Dekompression. So beschreibt Present [28] in einer konsekutiven Serie an 19 Patienten eine erfolgreiche Dekompression des toxischen Me-

gakolons in allen Fällen nach der von Kramer und Wittenberg inaugurierten «Roll-Technik» [29].
Kontrovers wird die Bedeutung des Einsatzes von Kortikosteroiden oder ACTH in der Literatur diskutiert, wobei deren Effizienz vor allem bei der Behandlung der fulminanten akuten Kolitis als Folge von Morbus Crohn oder Colitis ulcerosa angesehen wird [30]. Unbestritten ist, daß bei Patienten, welche unter Langzeitcorticoidtherapie ein toxisches Megakolon entwickeln, die laufende Therapie nicht abrupt abgesetzt werden darf, sondern zur Vermeidung einer Nebenniereninsuffizienz ausgeschlichen werden muß.
Obwohl Substanzen wie 6-Mercaptopurin und Azathioprin ihre Effizienz in kontrollierten Untersuchungen sowohl bei Colitis ulcerosa als auch Morbus Crohn bewiesen haben, gibt es keine Erfahrungen in ihrer Anwendung bei Patienten mit toxischem Megakolon, da beide Substanzen eine längere Anflutzeit bis zur kompletten Wirkung am Kolon benötigen [31].
Unabhängig von den oben angeführten Überlegungen ist es die vordergründigste Aufgabe der konservativen Therapie, den Patienten mit toxischem Megakolon in einen stabilen und optimierten Zustand nach Aufnahme zu bringen. Dies beinhaltet den Ausgleich von Elektrolyt- und Albumindefiziten ebenso wie die eventuell notwendige Substitution von Blut. Zusätzlich sollte der Patient im nüchternen Zustand gelassen werden und nur noch parenteral ernährt werden. Neben breiter antibiotischer Abschirmung (Aminoglykoside, Metronidazol, Ampicillin oder Cephalosporine der 2. und 3. Generation) ist auch auf das Absetzen aller Anticholinergika bzw. diarrhöhemmenden Substanzen zu achten, die die Dilatation durch ihre motilitätseinschränkende Wirkung noch verschlechtern können. Nur durch engmaschiges klinisches (Kooperation von Internist und Chirurg), radiologisches und Labormonitoring können der Verlauf der Erkrankung observiert sowie eine Verschleppung der eventuell nötigen Operationsindikation verhindert werden.
Im Gegensatz zu den oben erwähnten Publikationen mit erstaunlichen Ergebnissen in der konservativen Behandlung des toxischen Megakolons (vorwiegend von Abteilungen der Inneren Medizin) an kleinen Patientenzahlen finden sich in der chirurgischen Literatur kontroverse Daten zum konservativen Vorgehen: Während Autoren wie Present [28] bei 19 Patienten und Katzka [32] bei 12 Patienten eine komplette Heilung mit Langzeitremission durch konservative Therapie erreichten, berichtete die Mayo-Klinik bei 28 Patienten, welche primär auf konventionelle konservative Therapie angesprochen hatten [33], über die Notwendigkeit zur chirurgischen Resektion in etwa 40% der Patienten und lediglich bei einem Drittel über eine Langzeitremission. In einer Serie der Cleveland-Klinik beschrieb Fazio bei 7 Patienten mit toxischem Megakolon eine primär erfolgreiche konservative Therapie, wobei 5 dieser Patienten in weiterer Folge wegen rezidivierender Schübe die Kolektomie benötigten [11]. Eine jüngere Aufarbeitung des Krankengutes der Cleveland-Klinik von 1116 Patienten mit Colitis ulcerosa zeigte, daß bei einem durchschnittlichen Beobachtungszeitraum von 12,7 Jahren vorwiegend bei Patienten mit nachgewiesener Pankolitis (n = 410) eine operative Therapie wegen Komplikationen (davon in fast 20% der Fälle wegen toxischen Megakolons) innerhalb von 2 Jahren nach Diagnose unumgänglich war [34].
In diesem Zusammenhang scheint neben dem unterschiedlichen (chirurgischen oder internistischen) Standpunkt zur Problematik auch ein Unterschied in der Definition des Begriffes «toxisches Megakolon» zu bestehen. Hinsichtlich der Indikationsstellung zum chirurgischen Vorgehen erscheinen die 1991 von einer internationalen Arbeitsgruppe definierten Kriterien (für komplizierte Verläufe der Colitis ulcerosa) als vernünftig und sehr hilfreich [35]:

- Verschlechterung des Gesamtzustandes trotz intensiver Therapie innerhalb kurzer Zeit,
- Perforation (freie Luft in der Abdomennativuntersuchung),
- persistierende Dilatation des Kolonrahmens (>6 cm) über 24–48 h trotz intensiver Therapie,
- persistierende Blutung (>6–8 Konserven/24 h eher selten beim Megakolon).

Chirurgische Therapieoptionen

Dekompressionsverfahren

Die *Turnbull(Blowhole)-Methode* sollte nur noch historischen Charakter haben. Das in den 60er und Anfang der 70er Jahre propagierte Verfahren [36] beschränkt sich auf eine bloße Dekompression des Kolons an drei Stellen sowie das Anlegen einer Ileostomie in Hinblick auf eine komplette Dekompression des Kolonrahmens als vorbereitende Maßnahme für eine Resektion zu einem späteren Zeitpunkt. Die weiteren Erfahrungen mit diesem Vorgehen zeigten, daß das Belassen des septischen Fokus in den wenigsten Fällen die gewünschte Optimierung des Patienten mit sich brachte. In einer jüngst durchgeführten Sammelstudie der Ergebnisse der letzten 27 Jahre an den Chirurgischen Abteilungen des Allgemeinen Krankenhauses Wien, des Donauspitals Wien und der Division of Colorectal Surgery der University of Minneapolis fanden sich lediglich 7 von 55 Patienten, bei denen die Turnbull-Methode infolge des schlechten Allgemeinzustandes angewandt wurde. Davon verstarben 6 Patienten innerhalb der ersten Woche an septischem Multiorganversagen.

Resektionsverfahren

Obwohl Klarheit über die Notwendigkeit der Resektion des dilatierten Kolons herrscht, wird das Ausmaß der Resektion bisweilen noch kontrovers diskutiert. Während einzelne Autoren die primäre notfallmäßige Kolektomie mit Anlegen einer Ileorektostomie propagieren und in ihrem eigenen Krankengut mit erstaunlichen Resultaten beschreiben [37, 38], wird im allgemeinen die subtotale Kolektomie mit Belassung des Sigmas und des Rektums empfohlen [39, 40]. Befürworter dieses Verfahrens führen den allgemein kritischen Zustand des septischen Patienten als Begründung für ein eingeschränkteres Operationsverfahren an. Die alleinige subtotale Kolektomie mit Anlegen einer terminalen Ileostomie sowie einer Hartmann-Situation oder einer Sigmoideostomie stellt eine zeitlich schnell durchführbare und den Patienten gering belastende Methode dar. Das verbleibende Sigma/Rektum läßt nach Konsolidierung der Allgemeinsituation des Patienten dem Behandler alle Optionen für ein kontinenzerhaltendes Vorgehen. Dies ist besonders für jene Patienten essentiell, bei denen die Differentialdiagnose Colitis ulcerosa/Morbus Crohn vor dem Eingriff noch nicht definitiv geklärt werden konnte. So ist bei Patienten mit Morbus Crohn nach Abklingen der Symptome die Rekonstruktion mittels Ileosigmoideostomie oder -rektostomie anzustreben.

Im Gegensatz dazu kann bei Patienten, bei denen an Hand des beim Ersteingriff gewonnenen Präparates die Diagnose «Colitis ulcerosa» gefestigt werden konnte, in zweiter, elektiver Sitzung die Resektion des verbleibenden Kolons mit Proktomukosektomie und synchronem Anlegen einer ileo(poucho)-analen Anastomose vorgenommen werden.

Durch das Verbleiben des Rektums in situ bei der subtotalen Kolektomie findet der Operateur beim Zweiteingriff auch anatomisch intakte Verhältnisse im Beckenbodenbereich und präsakral vor, die es ihm gestatten, unter sorgfältiger Erhaltung der vegetativen sakralen Nerven eine für den Patienten hinsichtlich der postoperativen Lebensqualität (Harnblasenfunktion, erektile Funktion etc.) befriedigende Situation zu erreichen. Aus diesem Grunde weisen Binderow und Wexner darauf hin, eine Spaltung des Beckenbodenperitoneums und eine Dissektion im kleinen Becken während des Akuteingriffes unbedingt zu unterlassen [39].

Lediglich bei Patienten, bei denen eine intestinale Rekonstruktion nicht vorgesehen ist oder bei denen die Kolitisproblematik im Rektosigmoidalbereich vorherrscht, sollte eine Resektion bis auf den Beckenboden angestrebt werden. Eventuelle weiterbestehende entzündungsassoziierte Komplikationen im Rektumstumpf können dann in zweiter Sitzung problemlos von perineal, sei es durch Mukosektomie, sei es durch Rektumexstirpation, behandelt werden.

Ähnlich wie die Turnbull-Operation sollte auch die akute, totale Koloproktektomie infolge ihrer deutlich erhöhten Komplikationsrate beim toxischen Megakolon der Vergangenheit angehören. So konnten Block et al. [41] schon 1977 zeigen, daß die Mortalität der subtotalen Kolektomie mit 6% in ihrem Krankengut deutlich niedriger war als bei Patienten, welche mit einer akuten, totalen Proktokolektomie behandelt wurden (Mortalität: 14%). Auch in unserer bereits oben angeführten, kürzlich zusammengestellten Sammelstudie an 55 Patienten mit toxischem Megakolon fand sich eine erhöhte Morbidität bei Patienten mit primärer totaler Koloproktomukosektomie und synchroner intestinaler Rekonstruktion mittels ileo(poucho)-analer Anastomose im Vergleich zu jenen Patienten, die als primärem Therapieverfahren einer subtotalen Kolektomie unterzogen wurden.

Prognose

Bei Durchsicht der verfügbaren Literatur deutet sich ein Trend zur Verringerung der Mortalitätsraten bei frühzeitiger Indikationsstellung zum operativen Vorgehen an. So zeigt eine Zusammenstellung von Veröffentlichungen, bei welcher die Zeitverzögerung bis zur Operation unter 2 Tagen blieb, eine Mortalitätsrate von unter 5% [42]. Bei Auftreten von gedeckter oder freier Perforation mit begleitender Peritonitis erhöht sich diese Rate auch in jüngeren Veröffentlichungen auf über 20–40% [39]. Unsere österreichisch-amerikanische Sammelstatistik weist eine Letalitätsrate von 22% (inklusive 6 nach alleiniger Turnbull-Operation verstorbenen Patienten) bei einer durchschnittlichen Krankheitsdauer von 4 Tagen bis zum operativen Vorgehen nach.

Zusammenfassend läßt sich feststellen, daß Patienten mit toxischem Megakolon einer engmaschigen interdisziplinären Überwachung bedürfen, die die Indikationsstellung zur operativen Therapie vor den Zeichen der drohenden oder schon stattgefunden Perforation stellen muß. Vor allem im Hinblick auf die zu erwartende Rezidivierung der fulminanten Kolitis oder einer weiteren Episode des toxischen Megakolons sollte die Entscheidung zum operativen, resezierenden Vorgehen rechtzeitig getroffen werden. Die subtotale Kolektomie mit Anlegen einer Ileostomie sowie Hartmann-Situation (oder Sigmoideostomie) stellt nach der allgemeinen Literaturmeinung derzeit die Therapie der Wahl dar. Durch dieses zeitlich begrenzte Verfahren wird der Patient in den meisten Fällen mit geringer Belastung adäquat von seiner akuten Situation befreit, wobei sich für die weitere Zukunft alle Möglichkeiten der Wiederherstellung der intestinalen Kontinuität mit der damit verbundenen Verbesserung der Lebensqualität bieten.

Literatur

1 Marshak RH, Lester LJ, Friedman AI: Megacolon, a complication of ulcerative colitis. Gastroenterology 1950;16:768–772.
2 Buckell NA, Williams GT, Bartram CP, Lennard-Jones JE: Depth of ulcerations in colitis. Correlation of outcome and clinical and radiological features. Gastroenterology 1980;79:19–25.
3 Prohaska JV, Greer D, Ryan JF: Acute dilatation of the colon in ulcerative colitis. Arch Surg 1964;89:24–30.
4 Norland CC, Kirsner JB: Toxic dilatation of colon (toxic megacolon): Etiology, treatment and prognosis in 42 patients. Medicine 1969;48:229–250.
5 Hanan IM, Hanauer SB: Fulminant colitis and toxicmegacolon. J Intensive Care Med 1988;3:164–170.
6 Present DH: Toxic megacolon. Med Clin North Am 1993;77:1129–1148.
7 Greenstein AJ, Sachar DB, Gibas A, Heimann T, Janowitz HD, Aufses AH Jr: Outcome of toxic dilatation in ulcerative and Crohn's colitis. J Clin Gastroenterol 1985;7:137–144.
8 Present DH: Fulminant colitis. Sem Gastrointest Dis 1991;2:107–114.
9 Koudahl G, Kristensen M: Toxic megacolon in ulcerative colitis. Scand J Gastroenterol 1975;10:417–421.
10 Schachter H, Goldstein MJ, Kirsner JB: Toxic dilatation complicating Crohn' s disease of the colon. Gastroenterology 1967;5:136–140.
11 Fazio VW: Toxic megacolon in ulcerative colitis and Crohn's colitis. Clin Gastroenterol 1980;9:389–407.
12 Grieco MB, Bordan DL, Geiss MD: Toxic megacolon complicating Crohn's disease. Ann Surg 1980;191:75–80.
13 Jobe BA, Grasley A, Deveney KE, Deveney CW, Sheppard BC: Clostridium difficile colitis: An increasing hospital-acquired illness. Am J Surg 1995;169:480–483.
14 Bradbury AW, Barret S: Surgical aspects of clostridium difficile colitis. Br J Surg 1997;84:150–159.
15 Cone JB, Wetzel W: Toxic megacolon secondary to pseudomembranous colitis. Dis Colon Rectum 1982;25:478–482.
16 Heppel J, Farkouh E, Dube S: Toxic megacolon. Dis Colon Rectum 1986;29:789–792.
17 Upadhyay AK, Neely JAC: Toxic megacolon and perforation caused by Shigella. Br J Surg 1989;76:1217.

18 Kalkay MN, Ayanian ZS, Lehaf EA: Campylobacter induced toxic megacolon. Am J Gastroenterol 1983;78:557–559.
19 Wilson SE, Robinson GE, Williams RA, Stabile BE, Cone L, Sarfeh J, Miller DR, Passaro E Jr: Acquired immune deticiency syndrome (AIDS). Indications for abdominal surgery, pathology, and outcome. Ann Surg 1989;210:428–434.
20 Davidson T, Allen-Mersh TG, Miles AJG: Emergency laparotomy in patients with AIDS. Br J Surg 1991;78:924–926.
21 Cooper HS, Raffensper EC, Jonas L: Cytomegalovirus inclusions in patients with ulcerative colitis and toxic dilatation requiring colonic resection. Gastroenterology 1977;72:1253–1256.
22 Lee FY, Lin HY, Pan S: Gold-induced fulminant colitis in a patient with psoriatic arthritis. J Clin Gastroenterol 1988;10:116–117.
23 Atherton LD, Leib ES, Kaye MD: Toxic megacolon associated with methotrexate therapy. Gastroenterology 1984;86:1583–1588.
24 Truelove SC, Witts LJ: Cortisone in ulcerative colitis: Preliminary report on a therapeutic trial. Br Med J 1954;2:375–378.
25 Caprili R, Vernia P, Colarer O: Blood pH: A test for assessment of severity in proctitis. Gut 1976;17:763–769.
26 Vernia P, Colaneri O, Tomei E, Caprili R: Intestinal gas in ulcerative colitis. Dis Colon Rectum 1979;22:346–349.
27 Morgan GR, Sachar DB, Bauer J: Toxic megacolon in ulcerative colitis complicated by pneumomediastinum: Report of two cases. Gastroenterology 1980;79:559–562.
28 Present DH, Wolfson D, Gelernt IM: Medical decompression of toxic megacolon by 'rolling'. A new technique of decompression with favorable long term follow-up. J Clin Gastroenterol 1988; 10:485–490.
29 Kramer P, Wittenberg J: Colonic gas distribution in toxic megacolon. Gastroenterology 1981;80: 433–437.
30 Meyers S, Sachar DB, Goldberg JD: Corticotropin versus hydrocortisone in the intravenous treatment of of ulcerative colitis. Gastroenterology 1983;85:251–257.
31 Present DH: 6-mercaptopurine and other immunosuppressive agents in the treatment of Crohn's disease and ulcerative colitis. Clin Gastroenterol North Am 1989;18:57–72.
32 Katzka I, Katz S, Morris E: Management of toxic megacolon: The significance of early recognition and medical management. J Clin Gastroenterol 1979;1:307–311.
33 Grant CS, Dozois RR: Toxic megacolon: Ultimate fate of patients Ater successful surgical management. Am J Surg 1984;147:106–110.
34 Farmer RG, Easley KM, Rankin GB: Clinical patterns, natural history, and progression of ulcerative colitis. Dig Dis Sci 1993;38:1137–1146.
35 Jewell DP, Caprilli R, Mortensen N, Nicholls RJ, Wright JP: Indications and timing of surgery for severe ulcerative colitis. Gastroenterol Int 1991;4:161–164.
36 Turnbull RB Jr, Hawk WA, Weakely FL: Surgical treatment of toxic megacolon: Ileostomy and colostomy to prepare patient for colectomy. Am J Surg 1971;122:325–331.
37 Morrell P, Hawker PC, Allan RN, Dykes PW, Alexander-Williams J: Management of acute colitis in inflammatory bowel disease. World J Surg 1986;10:814–819.
38 Jamart J, Boissel P, Debs A, Grosdidier J: Total colectomy with ileorectal anastomosis in surgical management of toxic megacolon. Langenbecks Arch Chir 1983;360:159–165.
39 Binderow SR, Wexner SD: Current surgical therapy for mucosal ulcerative colitis. Dis Colon Rectum 1994;37:610–624.
40 Seelig MH, Uhlig H, Braun J, Schumpelick V: Chirurgische Therapie der schweren Colitis. Chirurg 1996;67:150–154.
41 Block GE, Moossa AR, Simonowitz D, Hassan SZ: Etnergency colectomy for inflammatory bowel disease. Surgery 1977;82:531–536.
42 Keighley MRB: Acute fulminating colitis and emergency colectomy; in Keighley MRB, Williams NS (eds): Surgery of the Anus, Rectum and Colon. London, Saunders, 1993, pp 1379–1397.

Chirurgische Gastroenterologie
mit interdisziplinären Gesprächen

Chir Gastroenterol 1998;14:146–154

Gesprächsleiter
V. Groß, Amberg, Deutschland

Teilnehmer
T. Andus, Regensburg, Deutschland
H. J. Buhr, C. Isbert, Berlin, Deutschland
Ch. Gasché, Wien, Österreich
H. Goebell, Essen, Deutschland
W. Kruis, Köln, Deutschland
A. Stallmach, Homburg, Deutschland

Offene und kontroverse Fragen zu chronisch entzündlichen Darmerkrankungen

1. Frage: Wie beurteilen Sie im klinischen Alltag die Erkrankungsaktivität von Patienten mit Morbus Crohn oder Colitis ulcerosa? Stützen Sie sich auf die klinische Symptomatik? Ziehen Sie Entzündungsparameter heran? Errechnen Sie Indizes, wie z.B. den CDAI- oder den Rachmilewitz-Index?

Andus: Die Erkrankungsaktivität von Patienten mit Morbus Crohn oder Colitis ulcerosa wird im klinischen Alltag aufgrund der klinischen Symptome der Patienten, anhand der Anamnese und der körperlichen Untersuchung beurteilt. Zusätzlich sollten ein Blutbild, die Blutsenkungsgeschwindigkeit und das C-reaktive Protein (CPR) bestimmt werden. Bei höhergradiger Aktivität ist auch die Bestimmung des Gesamteiweißes bzw. Serumalbumins hilfreich. Eine Sonographie des Darmes kann zusätzlich Informationen über den Ausbreitungsgrad der Entzündung liefern.

Buhr/Isbert: Postoperativ werden etwa 70% der Patienten über unsere chirurgische Poliklinik ambulant weiterbetreut. Die Beurteilung der Erkrankungsaktivität erfolgt bei diesen Patienten primär anhand der klinischen Symptomatik sowie der Veränderungen der Laborwerte (BSG, CRP, Hämoglobin/Hämatokrit Thrombozyten- und Leukozytenzahl). Wir messen den bildgebenden sowie endoskopisch-bioptischen Verfahren lediglich eine Bedeutung bei der Lokalisationsdiagnostik bei. Bei Patienten mit Morbus Crohn errechnen wir den CDAI-Index und evaluieren die Erkrankungsaktivität bei Patienten mit Colitis ulcerosa nach den Kriterien von Truelove and Witts. Die Berechnung dieser Indizes dient der Objektivierung und Vergleichbarkeit unseres Patientenguts. Eine therapeutische Konsequenz leiten wir hieraus nicht ab. Die Therapieentscheidung erfolgt streng individuell anhand der klinischen Symptomatik und unter besonderer Berücksichtigung der subjektiven Beschwerden der Patienten. Dies gilt insbesondere für die Indikation zu einer chirurgischen Reintervention.

Gasché: Die Beurteilung der Krankheitsaktivität bei Patienten mit Colitis ulcerosa basiert im wesentlichen auf der klinischen Symptomatik. Im Vordergrund stehen die Fragen nach Anzahl und Konsistenz von Stuhlgängen und nach der Menge an Blutbeimengungen. In schweren Fällen orientiere ich mich an dem Hämoglobinwert und Zeichen einer Tachykardie. Als wichtig für die Beurteilung der Aktivität bei Colitis ulcerosa erachte ich auch die Kenntnis der Krankheitsausdehnung (Proktitis, Linksseitenkolitis oder Pankolitis). In der Praxis verwende ich keine Aktivitätsindizes.
Bei Patienten mit Morbus Crohn ist die klinische Beurteilung der Krankheitsaktivität bei weitem komplexer, da die Pathophysiologie der im Vordergrund stehenden Symptomatik sehr divergiert. Als Beispiel ist Diarrhö zu nennen, die nicht nur aufgrund sekretorischer, entzündungsaktiver Komponenten entsteht, sondern eine Reihe anderer Ursachen haben kann, wie z.B. die chologene Diarrhö bei ausgedehnten Resektionen des terminalen Ileums und bei Kurzdarmsyndromen, die Diarrhö durch enteralen Eiweißverlust, durch bakteriellen Überwuchs bei Stenosen oder durch bakterielle Infektion und auch die Diarrhö im Rahmen von Motilitätssteigerung (im Sinne eines Reizdarmsyndroms). Ähnlich wie die Diarrhö ist auch die Schmerzsymptomatik bei Patienten mit Morbus Crohn nicht einfach als Ausdruck einer erhöhten intestinalen Krankheitsaktivität zu bewerten, sondern sollte bezüglich der Genese klar evaluiert werden (krampfartiger, postprandialer versus diffuser Schmerz). Primär versuche ich bei Morbus-Crohn-Patienten, die Ursache für eine neu aufgetretene klinische Symptomatik herauszufinden. Neben der physikalischen Krankenuntersuchung und den Laborparametern (Hämoglobin, Thrombozyten, CRP, Orosomukoid) verwende ich in der primären Abklärung die transabdominale Sonographie, besonders im Hinblick auf die Detektion von intraabdominalen Komplikationen. Ich halte die Verwendung von Aktivitätsindizes in der klinischen Routine bei Patienten mit Morbus Crohn für eine Methode, die nicht zum Ziel führt.

Goebell: Die Beurteilung erfolgt in erster Linie durch die klinische Symptomatik in Kombination mit Entzündungsparametern: BSG, Hämoglobin, Hämatokrit, Thrombozyten, CRP, Ferritin.

Kruis: Im Alltag kann die Beurteilung der Erkrankungsaktivität bei Morbus Crohn und Colitis ulcerosa nach klinischen Kriterien

KARGER

Fax (07 61) 4 52 07 14
www.karger.com
This article is accessible online at: http://BioMedNet.com/karger

Prof. Dr. V. Groß
Medizinische Klinik II
Klinikum St. Marien
Mariahilfbergweg 5–7
D-92224 Amberg

erfolgen. Diese Kriterien entsprechen denen, die in Indizes erarbeitet wurden. CDAI für den Morbus Crohn bzw. CAI (Rachmilewitz) für die Colitis ulcerosa sind dabei weit verbreitete, etablierte und praktisch brauchbare Indizes. Es kommt dabei nicht so sehr darauf an, die Indizes im einzelnen zu berechnen, sondern die Kriterien abzufragen bzw. zu erheben und danach die Aktivität abzuschätzen. Entzündungsparameter (CRP, Orosomukoid) dienen vor allem bei Morbus Crohn der Bestätigung der klinischen Beurteilung, der Verlaufsbeurteilung und dem Erkennen subklinischer Aktivität.

Stallmach: Zur Beurteilung der Krankheitsaktivität bei Morbus Crohn und Colitis ulcerosa steht die Symptomatik im Mittelpunkt. Entzündungsparameter wie das CRP, die BSG oder Thrombozytenzahlen können nur Hilfestellungen liefern. Ihre Aussagekraft beim individuellen Patienten ist erhöht, wenn die Werte im Verlauf bekannt sind. Als Krankheitsaktivitätsindizes werden der CDAI- bzw. der Rachmilewitz-Index bei Patienten im akuten Schub ermittelt und nach Einleitung der Therapie weiter verfolgt. Eine regelmäßige Berechnung bei jeder Vorstellung, z. B. im Rahmen der ambulanten Betreuung, erfolgt jedoch nicht.

2. Frage: Wann bezeichnen Sie eine chronisch entzündliche Darmerkrankung als steroidabhängig, wann als steroidrefraktär und wann als therapierefraktär?

Andus: Als steroidabhängig bezeichnet man einen Patienten, der trotz zweier Versuche nicht ohne Steroide (< 10 mg Prednisolonäquivalent/Tag) weiterbehandelt werden kann, ohne daß erneut eine Zunahme der Krankheitsaktivität auftritt.
Als steroidrefraktär bezeichnet man eine chronisch entzündliche Darmerkrankung, wenn sie durch eine adäquate Steroidtherapie (z. B. 60 mg Prednisolon/Tag) nicht innerhalb von 6 Wochen kontrolliert werden kann. Hierbei sollten narbige Stenosen, Gallensäuremalabsorptionssyndrome und infektiöse Begleiterkrankungen ausgeschlossen sein. Als therapierefraktär bezeichnet man eine chronisch entzündliche Darmerkrankung, wenn auch der Einsatz von zusätzlichen Medikamenten (z. B. Azathioprin, Antibiotika usw.) keine Besserung erbringt.

Buhr/Isbert: Entsprechend dem Konsens der «Deutschen Gesellschaft für Verdauungs- und Stoffwechselkrankheiten» bezeichnen wir eine chronisch entzündliche Darmerkrankung als steroidabhängig, wenn 10 mg/Tag oder mehr Prednisolonäquivalent zur Aufrechterhaltung einer stabilen Remission appliziert werden muß und zwei Reduktionsversuche innerhalb von 6 Monaten gescheitert sind. Entsprechend ist von einem steroidrefraktären Verlauf zu sprechen, wenn nach Akutphasetherapie und fortgesetzter Steroidgabe die klinische Aktivität durch kontinuierlich hohe Steroidgabe über 6 Wochen nicht zu durchbrechen ist.

Gasché: Es gibt verschiedene Versuche, die Begriffe steroidabhängig oder steroidrefraktär zu definieren. Der Einfachheit halber bezeichne ich steroidrefraktär als kein Ansprechen auf eine orale Prednisolontherapie mit einer Dosis von 1 mg/kg innerhalb von 14 Tagen. Unter steroidabhängig stufe ich in der klinischen Praxis außerhalb von Studien jene Situation ein, wo nach primärem Ansprechen auf Steroide eine Steroidreduktion innerhalb der folgenden 4 Monate nicht gelingt. Steroidrefraktär bedeutet in der Praxis «Nichtansprechen» oder steroidabhängiges «Teilansprechen» auf Steroide.

Goebell: Als steroidabhängig sollte der Patient mit sowohl körperlicher als auch psychischer Abhängigkeit von einer kleinen Menge Steroiden bezeichnet werden. Als steroidrefraktär wird ein fehlendes Ansprechen auf orale hochdosierte Steroidgabe erachtet, als therapierefraktär das fehlende Ansprechen auch bei intravenöser Steroidgabe.

Kruis: Anders als in Studien, wo diese Begriffe starr entsprechend einer Definition angewandt werden müssen, sollte im klinischen Alltag, schon im Hinblick auf mögliche weitreichende Konsequenzen, eine individuelle Beurteilung erfolgen. Als steroidabhängig kann eine Colitis ulcerosa bezeichnet werden, wenn unter Ausschöpfung der Salizylattherapiemöglichkeiten länger als etwa 3–4 Monate Steroide gegeben werden müssen. Bei Morbus Crohn sollte diese zeitliche Voraussetzung 6–12 Monate betragen. Als steroidrefraktär kann eine chronisch entzündliche Darmerkrankung bezeichnet werden, wenn nach 2–3 Wochen parenteraler Therapie (1 mg/kg Körpergewicht/Tag) keinerlei therapeutischer Effekt zu erkennen ist. Dabei sollten jedoch Konditionen ausgeschlossen sein, die auf Steroide gar nicht ansprechen (z. B. narbige Stenosen). Refrakterität gegen eine bestimmte Therapie kann dann vermutet werden, wenn nach 2 Wochen Behandlung keine positiven Veränderungen beim Patienten feststellbar sind. Allerdings muß gewährleistet sein, daß das Therapeutikum konsequent verabreicht bzw. eingenommen wird und daß die Behandlung auch zur Wirkung kommen kann (Beispiel: Klysmen müssen für längere Zeit «gehalten» werden können).

Stallmach: Der Begriff «steroidabhängiger Verlauf» wird angewandt, wenn mehr als 10 mg Prednisonäquivalent/Tag notwendig sind, um den Patienten in Remission zu halten, und zwei Reduktionsversuche innerhalb von 6 Monaten gescheitert sind. Der Begriff «steroidrefraktärer Verlauf» ist indiziert, wenn eine Akuttherapie mit mindestens 60 mg Prednisonäquivalent nicht innerhalb von 6 Wochen zu einer Reduktion der Krankheitsaktivität führt. Der Begriff «therapierefraktärer Verlauf» ist indiziert, wenn eine Akuttherapie unter Einsatz aller therapeutischen Möglichkeiten [Steroide in hoher, zweigeteilter Dosis (parenteral appliziert), parenterale Ernährung, gegebenenfalls Darmsterilisation durch Antibiotika, Einsatz von Immunsuppressiva] nicht zu einer Reduktion der Krankheitsaktivität führt. Ein Zeitraum wird bewußt nicht angegeben; hier ist im Einzelfall gemeinsam mit dem Chirurgen zu überlegen, welche anderen Therapieoptionen zu wählen sind.

3. Frage: Wann raten Sie Patienten mit Colitis ulcerosa zur Kolektomie: bei steroidabhängigem oder steroidrefraktärem Verlauf bzw. erst bei refraktärer Erkrankung unter weitergehender Immunsuppression (z. B. Cyclosporin, Azathioprin)?

Andus: Die Entscheidung zur Kolektomie ist individuell zu stellen. Bei therapierefraktärer Erkrankung und hoher Krankheitsaktivität sollte bei zunehmender Verschlechterung des Befindens des Patienten spätestens nach einer Woche eine Operation erwogen werden. Beim toxischen Megakolon sollte dies noch früher erfolgen. Bei steroidabhängigem oder steroidrefraktärem Verlauf ist die Entscheidung zur Kolektomie von den Nebenwirkungen der medikamentösen Therapie, vom Alter, dem Allgemeinzustand, der Krankheitsdauer und der Lebensplanung des Patienten abhängig. Prinzipiell sollte bei refraktärer Erkrankung die Kolektomie einer langdauernden hochdosierten Immunsuppression vorgezogen werden, da so auch das Kolonkarzinomrisiko beseitigt werden kann.

Buhr/Isbert: Wir stellen die Indikation zur Koloproktomukosektomie mit ileoanaler Pouchanlage bei langjährigem chronischem Verlauf einer Colitis ulcerosa (>10 Jahre), bei erfolgloser konservativer Therapie bzw. konservativ-refraktärem Verlauf, bei Vorliegen einer Pankolitis mit ausgedehnter Vernarbung und bei bioptischem Nachweis von Low-grade-Epitheldysplasien. Eine absolute Operationsindikation besteht beim Vorliegen eines Kolitis-assoziierten kolorektalen Karzinoms. Weitere absolute Indikationen zur Kolektomie betreffen Notfallsituationen. Hierzu zählen der toxische Verlauf einer Colitis ulcerosa welcher sich nicht innerhalb von 48 h mit konservativen Maßnahmen stabilisieren läßt, die Darmperforation und die schwere, nicht stillbare untere gastrointestinale Blutung, bei der eine Transfusion von mehr als 4 Erythrozytenkonzentraten/24 h notwendig ist.

Gasché: Ich würde heutzutage Patienten mit Colitis ulcerosa, die nicht ausreichend auf Steroide ansprechen, nicht primär eine Kolektomie anraten. Vielmehr würde ich versuchen, in schweren refraktären Fällen Cyclosporin A und danach Azathioprin bzw. bei chronisch steroidabhängigen Patienten durch zusätzliche Gabe von Azathioprin eine Remission zu erreichen. Eine Kolektomie empfehle ich jenen Patienten, die mit schwerer Erkrankung auf Cyclosporin A nicht ansprechen bzw. die bei chronisch aktiver Erkrankung unter Azathioprin weiterhin steroidabhängig sind. Bei der zweiten Gruppe sind die Dauer der Erkrankung und das Alter des Patienten in die Empfehlung zur Kolektomie einzubeziehen. Patienten mit einer Krankheitsdauer von über 8 Jahren und einer über die linke Flexur hinausgehenden Kolitis werden von mir im Gespräch daher über das erhöhte Risiko eines Kolitis-assoziierten Dickdarmkarzinoms aufgeklärt. Es sind vor allem Patienten unter 40 Jahren mit Pankolitis, denen ich bei schlechtem Ansprechen auf Azathioprin eine Operation empfehle.

Goebell: Der Rat zur Kolektomie erfolgt erst bei steroidrefraktärer Form und eventuell einem Versuch mit Azathioprin oder Cyclosporin A (nur 1 Woche i. v.).

Kruis: Abgesehen von der Notfallsituation und dem Nachweis von Malignität dann, wenn das Abwägen von Nachteilen und zu erwartenden Vorteilen im individuellen Fall zugunsten der Operation sprechen. Diese Diskussion muß mit dem Patienten frühzeitig, offen und ohne Drängen zur einen oder anderen Seite erfolgen.

Stallmach: Die Indikation zur Proktokolektomie bei Patienten mit Colitis ulcerosa stellt sich grundsätzlich bei Betroffenen mit häufigen (mehr als 2 pro Jahr) oder therapeutisch schwer zu beeinflussenden akuten Schüben bzw. chronischer Krankheitsaktivität. Für die Entscheidung sind neben dem Alter vor allem auch die Laufzeit und die Ausbreitung der Erkrankung zu bedenken. So kann bei der Erstmanifestation einer Colitis ulcerosa beim Jugendlichen gegebenenfalls ein Therapieversuch mit Cyclosporin, gefolgt von einer immunsuppressiven Therapie mit Azathioprin, indiziert sein. Die Erfolgsrate dieses Vorgehens, d. h. das Vermeiden der Proktokolektomie innerhalb der nächsten 2 Jahre, liegt wahrscheinlich nicht über 50%. Im Gegensatz dazu ist z. B. bei einer Laufzeit von mehr als 10 Jahren und einer Pankolitis – nicht zuletzt wegen der möglichen malignen Entartung – die Proktokolektomie zu empfehlen.

4. Frage: Denken Sie, daß unterschiedliche Verlaufsformen des Morbus Crohn (fibrostenosierender/fistelnder Verlauf) von unterschiedlichen therapeutischen Maßnahmen profitieren?

Andus: Stenosen sind grundsätzlich anders zu therapieren als Fisteln. Entzündliche Stenosen werden medikamentös, narbige durch Operation oder durch Dilatation behandelt. Bei Fisteln kommt neben der operativen Revision eine medikamentöse Therapie mit Metronidazol, Ciprofloxacin oder Azathioprin in Frage. Ich denke, daß die Unterscheidung zwischen zwei unterschiedlichen Verlaufsformen wie fibrostenosierendem bzw. fistelndem Verlauf bei vielen Patienten nicht eindeutig zu treffen ist. Somit sollte die Therapieentscheidung auch hier individuell erfolgen.

Buhr/Isbert: Aus chirurgischer Sicht ergeben sich für den fibrostenosierenden und den fistelnden Morbus-Crohn-Verlauf grundsätzlich verschiedene Therapieoptionen. Dennoch sollte, vor dem Hintergrund der hohen Reoperationsrate, die Indikation zum operativen Vorgehen in beiden Fällen so zurückhaltend wie möglich gestellt werden. Bei entsprechender klinischer Symptomatik erfolgt beim fibrostenosierenden Verlauf die Laparotomie mit gegebenenfalls Beseitigung der Stenosen mittels Strikturoplastik oder einer Dünndarmteilresektion mit End-zu-End-Anastomose. Hierbei sollte, dem Prinzip der minimalen Chirurgie folgend, so sparsam wie möglich reseziert werden, ohne dabei histologisch freie Absetzungsebenen anzustreben. Die operative Therapie des fistelnden Morbus Crohn erfolgt nach Art und Verlauf der Fistel differenziert und individualisiert. Grundsätzlich gilt: Nicht jede Fistel muß operativ therapiert werden. Eine absolute Operationsindikation besteht lediglich bei interenterischen Fisteln mit funktionellem Kurzdarmsyndrom, bei en-

terovesikalen und blind endenden retroperitonealen Fisteln aufgrund der Gefahr einer möglichen Urosepsis oder einer schwer zu beherrschenden retroperitonealen Infektion. Demgegenüber müssen interenterische Fisteln ohne funktionellen Kurzdarm und enterokutane Fisteln seltener operativ therapiert werden, da sie auf der einen Seite häufig asymptomatisch sind und auf der anderen Seite einer hohen Spontanheilungsrate unterliegen.

Gasché: Ich persönlich halte nichts von der phänotypischen Charakterisierung einzelner Krankheitsverläufe in «stenosierend» oder «fistulierend». Die Datenlage diesbezüglich stützt sich nur auf eine retrospektiv angelegte Single-center-Studie. Im Gegensatz zur phänotypischen Einteilung in fistulierende versus stenosierende Erkrankung halte ich das Wissen über das Vorhandensein von entsprechenden intestinalen Komplikationen für außerordentlich wichtig, da dadurch in der Regel die therapeutische Handlungsweise verändert wird. Beispielsweise vermeide ich, Patienten mit intestinalen Fisteln Steroide zu geben. Patienten mit umschriebenen Stenosen werden bezüglich operativer Maßnahmen (Resektion versus Strikturoplastik) evaluiert. In unserem chirurgischen Patientengut ist im übrigen das kombinierte Vorliegen von Stenosen und mesenteriellen Fisteln am häufigsten.

Goebell: Nein, nicht unbedingt. Der fistelnde Verlauf profitiert von Azathioprin, eventuell Cyclosporin (1 Kurs i. v., 7 Tage).

Kruis: Möglicherweise ja. Patienten mit bekannten Fistelproblemen sollten frühzeitig immunsuppressiv behandelt werden (Azathioprin, 6-Mercaptopurin). Der Patient mit fibrostenosierendem Verlauf hat möglicherweise Vorteile von einer regelmäßigen Diagnostik (Endoskopie, Röntgen) mit gegebenenfalls interventioneller Behandlung (klinische Überlegung, zu der bisher keine Studiendaten vorliegen).

Stallmach: Epidemiologische Untersuchungen belegen eindeutig, daß es mindestens zwei verschiedene Verlaufsformen des Morbus Crohn gibt. Häufig wird der «fibrostenosierende» dem «fistelnden Verlauf» gegenübergestellt. Parameter, die frühzeitig beim individuellen Patienten die Zuordnung in die eine oder andere Gruppe ermöglichen, sind nicht etabliert. Aus diesem Grund gibt es bisher auch keine primären differenten Behandlungsstrategien. Bei einer klinischen manifesten, kurzstreckigen Stenose, z. B. einer Anastomosenstenose, kann eine Dilatationsbehandlung mit einer Einleitung einer Therapie mit Azathioprin erwogen werden.

5. Frage: Welche diagnostische und therapeutische Sequenz bevorzugen Sie bei Patienten mit ausgeprägtem perianalem fistelndem Morbus Crohn?

Andus: Patienten mit ausgedehnten perianalen Fisteln bei Morbus Crohn sollten primär klinisch durch Inspektion und Palpation untersucht werden. Zusätzlich wird hier in vielen Fällen eine Rektoskopie mit endosonographischem Ultraschall erforderlich sein. Aufgrund der häufigen Schmerzhaftigkeit dieser Läsionen kann dies eine Kurznarkose erfordern. Weniger invasiv ist die Durchführung eines Kernspintomogramms in dieser Region, die in vielen Fällen eine ausgezeichnete anatomische Zuordnung der verschiedenen Fisteln erlaubt. Bei rektovaginalen Fisteln kann zusätzlich eine gynäkologische Untersuchung erforderlich sein. Fisteldarstellungen sollten wegen der Strahlenbelastung der meist jungen Patienten bzw. Patientinnen mehr und mehr durch die Kernspintomographie ersetzt werden. Zur medikamentösen Therapie setzen wir bei perianalen Fisteln, nach Ausschluß bzw. Drainage eines Abszesses Metronidazol plus Ciprofloxacin oder Azathioprin ein.

Buhr/Isbert: Neben der detaillierten klinisch-proktologischen Untersuchung kommt bei uns der endoluminären Ultraschalluntersuchung (Endosonographie) eine wesentliche Bedeutung bei der Diagnostik und Verlaufskontrolle anorektaler Fisteln zu. Die Endosonographie des Rektums bzw. des Analkanals ermöglicht eine exakte Darstellung des Fistelverlaufes unter besonderer Berücksichtigung der orientierenden anatomischen Strukturen, wie beispielsweise des Schließmuskelapparates, und erlaubt so mit hoher Sensitivität eine sichere Klassifizierung der Fistel in extra-, inter- und transsphinktär sowie supralevatorisch. Bei Vorliegen einer perianalen Fistel mit perianalem Abszeß kann neben der Lage das exakte Ausmaß des Verhaltes dokumentiert und zusätzlich, anhand der Echotextur, die entzündliche Akvitität der perianalen Fistel abgeschätzt werden. Von diesen Befunden machen wir die therapeutische Entscheidung abhängig, ob eine komplette Fistelexzision durchgeführt werden kann oder ob zunächst eine Fadendrainage erfolgen muß, um in einem zweizeitigen Vorgehen die Fistel eventuell durch eine Mukosa-Verschiebeplastik verschließen zu können. Neben der Lokalisationsdiagnostik spielt die Endosonographie auch für die Verlaufskontrolle perianaler Crohn-Fisteln eine große Rolle. Dementsprechend führten wir bei allen unseren Patienten mit perianaler Crohn-Manifestation regelmäßig endosonographische Untersuchungen durch, um den Zeitpunkt einer weiteren therapeutischen Intervention festlegen zu können.

Gasché: Diagnostisch führen wir bei 95% der Patienten eine transrektale Endosonographie durch. Nur wenn diese aufgrund von Schmerzen nicht möglich ist, überweisen wir zur Magnetresonanztomographie-Untersuchung. Symptomatische Fisteln sind häufig mit Abszessen kombiniert, welche durch chirurgische Spaltung drainiert werden. Können Abszesse ausgeschlossen werden, gebe ich bei sezernierenden Fisteln primär Metronidazol im Bereich von 20 mg/kg Körpergewicht. Patienten mit einem schweren perianalen Fistelleiden bzw. mit anatomisch komplizierten Fisteln, wie z. B. der rektovaginalen Fistel, werden langfristig mit Azathioprin behandelt. Ich verfüge über keine persönlichen Erfahrungen mit intravenöser Cyclosporin-Therapie zur Fistelbehandlung.

Goebell: Es wird 1. eine Akutphasentherapie mit Steroiden und gleichzeitig Metronidazol empfohlen, 2. überlappend die Einführung von Azathioprin, 3. kann eventuell ein Kurs mit Cyclosporin i. v. (4 mg/kg/Tag) über 10 Tage erfolgen.

Kruis: Diagnostische Sequenz bei Morbus Crohn und perianalen Fisteln: Anamnese, Inspektion, Palpation, Kernspintomographie (außer bei eindeutig oberflächlichen Prozessen), Ileokoloskopie; bei Verdacht auf ileo-anale Fistelung Enteroklysma.
Therapeutische Sequenz: Bei Abszeßbildungen chirurgische Entlastung, dazu oder auch bei nicht abszedierenden chronischen Fisteln Metronidazol bis zu 6 Monate (bei Unverträglichkeit Ciprofloxacin); bei Fisteln in höheren Sphinkteretagen Fadendrainage(n); bei Fisteln ohne Abszeßbildung und ohne starke Entzündungszeichen Immunsuppression, vor allem bei Befall des Rektums (Azathioprin/6-Mercaptopurin); bei den seltenen ileoanalen Fisteln Ileozökalresektion; ultima ratio bei therapierefraktären und komplizierten (Analstenose, Inkontinenz) peranalen Fistelungen Anus praeter, gegebenenfalls mit nachfolgender Rektumexstirpation.

Stallmach: Im Rahmen der Diagnostik wenden wir folgendes Stufenschema an: klinische Untersuchung – Proktorektoskopie – Kernspintomographie – gegebenenfalls starre Proktorektoskopie in Narkose.
Behandlungsbasis ist die Formulierung eines gemeinsamen Therapiekonzeptes zwischen Internisten und Chirurgen mit proktologischer Erfahrung. Eine Therapieindikation ergibt sich nur bei Beschwerden bzw. Komplikationen. Als chirurgische Möglichkeiten stehen die Fadendrainage und die Fistelspaltung zur Verfügung. Bei ausgedehnten Fistelsystemen besteht eine Indikation für eine immunsuppressive Behandlung mit Azathioprin. Metronidazol wird nur kurzfristig als Antibiotikum eingesetzt.

6. Frage: Welche Rolle spielt in Ihrer klinischen Praxis die Ernährungstherapie im Vergleich zu anderen therapeutischen Maßnahmen bei Patienten mit Morbus Crohn oder Colitis ulcerosa?

Andus: In der klinischen Praxis spielt die Ernährungstherapie (Ausschlußdiät) insbesondere im Rahmen der Rezidivprophylaxe bzw. begleitend zur Therapie des akuten Schubes eine Rolle. Die alleinige Behandlung eines akuten Schubes durch Ernährungstherapie ist deutlich weniger effektiv als die Standardtherapie mit Prednisolon. Bei Kindern scheint die Ernährungstherapie besser zu wirken als bei Erwachsenen.

Buhr/Isbert: Insgesamt ergibt sich bei Betrachtung der Literatur kein eindeutiger Hinweis auf einen Zusammenhang zwischen der Art der Ernährung und der Entstehung chronisch entzündlicher Darmerkrankungen. Verschiedene Kostformen wie Leben ohne Brot, die sogenannte Fischdiät oder die Omega-3-Diät haben bisher den Krankheitsverlauf der Colitis ulcerosa oder des Morbus Crohn nicht entscheidend beeinflussen können. Wir halten aus diesem Grund die Durchführung einer speziellen Ernährungsdiät generell für nicht empfehlenswert. Lediglich bei eindeutiger Unverträglichkeit bestimmter Nahrungsmittel sollte die Ernährung im Sinne einer Eliminationsdiät individuell umgestellt werden. Wir sprechen lediglich beim Vorliegen definierter Beschwerden bestimmte Kostempfehlungen aus. So orientieren wir auf eine vornehmlich ballaststoffarme Kost bei Beschwerden durch Stenosen, auf eine laktosearme Kost beim Vorliegen einer Milchzuckerunverträglichkeit und auf eine fettarme, mit mittelkettigen Triglyzeriden angereicherte Kost bei nachgewiesener Steatorrhö.

Gasché: Es ist derzeit die weitverbreitete Meinung, daß durch spezifische diätetische Maßnahmen die Krankheitsaktivität nur geringgradig beeinflußt werden kann. Im Vordergrund steht meines Erachtens die ausreichende Kalorienzufuhr während und nach Krankheitsschüben. In speziellen Situationen wie bei signifikanten Stenosen halte ich diätetische Empfehlungen für weiterhin notwendig.

Goebell: Praktisch spielt die Ernährungstherapie nur eine untergeordnete Rolle. Bei stenosierenden Prozessen wird eine schlackenarme Kost empfohlen, ansonsten bestehen keine Restriktionen.

Kruis: Die Ernährungstherapie spielt bei beiden Erkrankungen eine wichtige komplementäre, selten eine primäre Rolle. Alle Patienten erwarten eine eingehende Ernährungsberatung. Bei Patienten mit Colitis ulcerosa und Untergewicht sollte auf eine ausreichende und zusätzliche Kalorienzufuhr geachtet werden, unter Umständen mit polymeren Zusatzdiäten. Bei Patienten mit Morbus Crohn im aktiven Stadium, vor allem auch bei Malnutrition und/oder Stenosen kann eine Sondenernährung mit Elementar- oder Polypeptiddiät als alleinige (alternative) Therapie oder in Kombination zu einer medikamentösen Behandlung eingesetzt werden. Aus klinischer Erfahrung scheint auch die bei konventioneller Nahrungsaufnahme zusätzliche Ernährungstherapie mit polymeren Diäten von klinischem Vorteil zu sein. Die ausschließliche parenterale Ernährung hat schon aufgrund ihrer Aufwendigkeit und Komplikationen nur eine eingeschränkte Indikation bei speziellen Krankheitssituationen.

Stallmach: Eine Indikation für nährstoffdefinierte Diäten besteht bei Kindern, insbesondere bei Kindern mit Wachstumsrückstand, sowie bei Patienten mit ausgeprägten Mangelzuständen bzw. Kachexie. Eine Ernährungstherapie im Sinne einer Diät ist bei Komplikationen bzw. Folgezuständen (Kurzdarmsyndrom, Nierensteine) indiziert. Als primäre Therapieoption zur Beeinflussung des akuten Schubes sind Ernährungstherapien von untergeordneter Bedeutung.

7. Frage: Welche Rolle kommt in Ihrer klinischen Praxis der Antibiotikatherapie bei chronisch entzündlichen Darmerkrankungen zu? In welchen klinischen Situationen verwenden Sie Antibiotika? Welche Antibiotika bevorzugen Sie dabei?

Andus: Antibiotika sind insbesondere beim fistelnden Morbus Crohn und beim Morbus Crohn des Dickdarms effektiv. Wir bevorzugen Metronidazol und Ciprofloxacin. Auch beim toxischen

Megakolon bzw. bei Abszessen ist selbstverständlich eine Antibiose indiziert.

Buhr/Isbert: Bislang ist es trotz zahlreicher Versuche nicht gelungen, den Langzeitverlauf chronisch entzündlicher Darmerkrankungen durch den Einsatz einzelner oder Kombinationen verschiedener Antibiotika entscheidend zu beeinflussen. Dennoch konnte in bestimmten Fällen die Anwendung von Antibiotika den Verlauf der Erkrankung günstig beeinflussen. Für uns ergeben sich somit im wesentlichen vier Indikationen für den Einsatz von Antibiotika:

1. bei schwerem Schub einer chronisch entzündlichen Darmerkrankung, insbesondere wenn erhebliche Komplikationen erwartet werden müssen, wie beispielsweise bei der Colitis ulcerosa mit Entwicklung eines toxischen Verlaufes,
2. perioperativ bei allen operativen Eingriffen als Prophylaxe,
3. bei der Therapie der Pouchitis nach Koloproktomukosektomie und ileo-analer Pouch-Anlage,
4. bei ausgeprägtem anorektalem Morbus Crohn mit Ausbildung zahlreicher perianaler Fisteln.

In allen Fällen stellt Metronidazol, in einer Dosierung von 3×500 mg täglich, das Antibiotikum der Wahl dar. Gegebenenfalls ist eine Kombination mit Mezlocillin oder einem Cephalosporin der dritten Generation erforderlich. Bei der leider nicht selten zu beobachtenden Unverträglichkeit gegenüber Metronidazol verwenden wir alternativ Ciprofloxacin (2×400 mg).

Gasché: Ich behandle etwa 50% meiner Patienten mit Morbus Crohn antibiotisch. Neben den perianalen Fistelleiden sind meines Erachtens Fieberzustände unklarer Genese bei schwer aktiven Patienten eine unbedingte Indikation. Wie bereits eingangs erwähnt, versuche ich, die klinische Symptomatik von Patienten pathogenetischen Mechanismen zuzuordnen. Bei Patienten mit mäßiggradigen Stenosen oder postoperativen Dünndarmmotilitätsstörungen (z.B. nach Strikturoplastik) gelingt es häufig, ein der Diarrhö zugrundeliegendes bakterielles Überwuchssyndrom mittels Antibiotika zu behandeln. Symptomatische Patienten mit sonographisch detektierter mesenterieller Lymphadenitis sprechen meiner Erfahrung nach ebenfalls ausgezeichnet auf Kombinationen von Gyrasehemmern und Metronidazol an. Ich habe außerdem begonnen, asymptomatische Patienten mit signifikant erhöhter intestinaler Permeabilität und einem damit assoziierten hohen Rezidivrisiko periodisch antibiotisch zu behandeln.

Goebell: Bei ausgeprägter Kolitis wird Metronidazol in Kombination mit 5-Aminosalizylsäure (5-ASA) und Steroiden empfohlen, bei Patienten mit Fisteln Metronidazol, eventuell auch Ciprofloxacin.

Kruis: Gut begründete Indikationen für Antibiotika sind bei Colitis ulcerosa schwerste Formen mit Fieber und/oder toxischem Kolon sowie bei Morbus Crohn eitersezernierende äußere Fisteln oder eine Cortisontherapie bei palpablem Konglomerattumor im Abdomen. Am häufigsten wird Metronidazol eingesetzt, alternativ oder in Kombination Ciprofloxacin. In der eigenen Abteilung werden Antibiotika sehr großzügig verwandt, z.B. bei allen aktiven Formen von Colitis ulcerosa und Morbus Crohn, die schwerer Art sind und deshalb parenteral therapiert werden. Dieses hauseigene Schema enthält die kombinierte Gabe von Metronidazol und Mezlocillin. Darüber hinaus wird Metronidazol häufig bei komplizierten Verläufen des Morbus Crohn, insbesondere auch bei stenosierenden Formen zusätzlich oder als Monotherapie längerfristig eingesetzt.

Stallmach: Die Indikation für eine Antibiotikatherapie ergibt sich aus Komplikationen (z.B. Abszessen) und richtet sich nach allgemein akzeptierten mikrobiologischen Empfehlungen. Spezielle Indikationen ergeben sich z.B. für die bakterielle Fehlbesiedlung; hier werden Tetrazykline und Gyrasehemmer eingesetzt.

8. Frage: Messen Sie der unterschiedlichen Galenik verschiedener Aminosalizylatpräparate eine Rolle bei der Differentialtherapie von Morbus Crohn oder Colitis ulcerosa bei?

Andus: Die unterschiedliche Galenik verschiedener ASA-Präparate scheint in der Praxis eine eher untergeordnete Rolle zu spielen. Theoretisch könnten Vorteile für die mikroverkapselten Präparate beim Morbus Crohn des oberen Dünndarms bestehen, der des terminalen Ileums könnte durch Mesalazin am stärksten profitieren. Die distale Kolitis scheint aufgrund theoretischer Überlegungen von Olsalazin oder lokalen Einläufen am ehesten zu profitieren. Kontrollierte Vergleichsstudien zur Wirkung von unterschiedlichen Präparaten beim Morbus Crohn fehlen jedoch.

Buhr/Isbert: Wir messen der schnelleren Freisetzung von 5-ASA bei Eudragit-L-verkapselten Präparaten (z.B. Salofalk®, Falk, Freiburg) einen möglichen Vorteil bei der Behandlung von Patienten mit Morbus Crohn mit Befall des terminalen Ileums bei. Gleiches gilt für das Äthylzellulose-verkapselte Präparat Pentasa® (Ferring, Kiel), welches, bereits im Duodenum beginnend, kontinuierlich im gesamten Gastrointestinaltrakt freigesetzt wird. Eudragit-S-verkapselte Präparate (Asacolitin®, Henning Berlin) und das aus zwei 5-ASA-Molekülen bestehende Olsalazin (Dipentum®, Pharmacia & Upjohn, Erlangen) dagegen bieten wegen der geringen Resorptionsraten einen theoretischen Vorteil bei der Rezidivprophylaxe der Colitis ulcerosa bzw. Crohn-Kolitis.

Gasché: Nein, da diese Überlegungen nur theoretischer Natur sind und in kontrollierten klinischen Studien nicht belegt wurden.

Goebell: Ja. Pentasa bietet sich für den oberen und mittleren Dünndarm an, Salofalk für den distalen Dünndarm (höhere lokale Konzentration). Beide Präparate kommen für das Kolon in Frage.

Kruis: Die unterschiedliche Freisetzungsgalenik der verfügbaren Aminosalizylatpräparate führt zu einem unterschiedlichen Einsatz.

Der Morbus Crohn mit Dünndarmbeteiligung wird mit Slow- oder Delayed-relase-Formulationen (Mesalazin) behandelt. Die Colitis ulcerosa, insbesondere die Linksseitenkolitis, bzw. die Kolitis in Remission sind gute Indikationen für azoverbundene dimere Salizylate. Distale Kolitiden oder Proktitiden sollten ausschließlich oder in Kombination mit rektal verabreichten Salizylaten behandelt werden.

Stallmach: Bei der Colitis ulcerosa sollten Präparate mit sogenannten Azoverbindungen, die ihren Wirkstoff distal der Ileozökalklappe freisetzen (z. B. SASP, Olsalazin) bevorzugt werden. Bei Unverträglichkeiten sind 5-ASA-Präparate indiziert. Bei Patienten mit Morbus Crohn und proximalem Befall (z. B. Befall des Jejunums und des Ileums) würden 5-ASA-Präparate, die den Wirkstoff möglichst früh freisetzen (z. B. Mesalazin als Mikrogranula) bevorzugt werden, während beim mehr distalen Befall Eudragit-ummantelte Mesalazinpräparate bevorzugt werden. Dieser differente Einsatz basiert auf reinen theoretischen Erwägungen und ist eine persönliche Einstellung, für die es keine Rationale im Sinne von Therapiestudien gibt. Allerdings haben wir ausgewählte Patienten mit Morbus-Crohn-Manifestation im Magen und proximalen Dünndarm mit gutem Erfolg mit 5-ASA-Klysmen, die der Patient trinkt, behandelt.

9. Frage: Mit oralem Budesonid steht eine therapeutische Alternative zu den systemischen Steroiden für die Behandlung von Patienten mit Morbus Crohn zur Verfügung. Welche Rolle spielt Ihres Erachtens Budesonid unter Berücksichtigung seiner Wirksamkeit, der Nebenwirkungen sowie der Kosten? Welche Crohn-Patienten würden Sie mit Budesonid behandeln?

Andus: Orales Budesonid sollte beim mäßig aktiven Morbus Crohn des terminalen Ileums angesetzt werden. Aufgrund seiner topischen Wirkung erzielt es hier nahezu die gleiche Wirksamkeit wie die systemischen Steroide, wobei die Nebenwirkungen um mehr als die Hälfte reduziert werden. Ich denke, daß die hohen Kosten durch die deutlich reduzierten Nebenwirkungen durchaus aufgehoben werden. Auch die linksseitige Kolitis kann durch Budesonid-Einläufe gut behandelt werden. Nicht behandelt werden sollten Patienten mit Morbus Crohn des Magens oder des oberen Dünndarms, da hier aufgrund der Galenik der Präparate keine Wirkung zu erwarten ist. Auch bei Patienten mit schweren extraintestinalen Manifestationen kann aufgrund der topischen Wirkung kein guter Effekt erzielt werden. Schwere Schübe sollten auch weiterhin systemisch behandelt werden, da hier häufig eine systemische Beteiligung anderer Organe vorhanden ist und eine schnelle Wirkung für den Patienten erreicht werden sollte.

Buhr/Isbert: Der entscheidende Vorteil des Budesonids ist bekanntermaßen, daß es einem hohen First-pass-Metabolismus in der Leber unterliegt und somit nur mit geringen systemischen Nebenwirkungen assoziiert ist. Aus diesem Grunde ist die Akzeptanz des Medikaments bei den Patienten im allgemeinen sehr gut. Da aber Budesonid in seiner Wirkung systemischen Steroiden unterlegen ist, kann unserer Ansicht nach eine generelle Empfehlung des Präparates nicht vertreten werden. Dennoch ist die Indikation zur Budesonid-Therapie in einigen Fällen gerechtfertigt. Da die Wirkung von Budesonid bei Morbus-Crohn-Patienten mit vornehmlichem Befall des Ileums ausreichend gut zu sein scheint, kommt bei diesen Patienten unseres Erachtens die Therapie mit Budesonid in Frage. Voraussetzung für die Behandlung ist jedoch eine geringe Mitbeteiligung des oberen Gastrointestinaltraktes sowie das Fehlen schwerwiegender extraintestinaler Manifestationen. Unzweifelhaft profitieren Patienten von einer Budesonid-Therapie, die erheblich unter den Nebenwirkungen systemischer Steroide leiden. Die topische Anwendung von Budesonid in Form von Rektalklysmen stellt unserer Meinung nach nicht nur bei Patienten mit Colitis ulcerosa, sondern auch bei Patienten mit Proktitis, Morbus Crohn und anorektalem Fistelbefall eine sinnvolle therapeutische Ergänzung zu herkömmlichen Cortisonpräparaten dar.

Gasché: Ich bin über die Einführung von Budesonid-Kapseln in der Behandlung von Patienten mit Morbus Crohn insofern froh, als daß Budesonid meines Erachtens im niedergelassenen Bereich eine sichere Alternative zu systemischen Steroiden darstellt. In Österreich sind die Tagestherapiekosten von 9 mg Budesonid etwa äquivalent mit 4 g Mesalazin. In der Behandlung der mäßig aktiven Erkrankung schätze ich das Wirkungsprofil zugunsten von Budesonid ein.

Goebell: Ich beurteile Budesonid zur Zeit noch zurückhaltend. Bei systemischen Beschwerden des Patienten (Gelenk etc.) kommen nur systemische Steroide in Frage. Ich benutze Budesonid bei steroidabhängigen Patienten, um die Nebenwirkungen zu vermindern (obwohl dafür keine Studie vorhanden ist).

Kruis: Mögliche Indikationen für Budesonid bei Morbus Crohn sind aufgrund der Studien und eigenen Erfahrungen ein bis zu mäßig schwerer Schub bei vorzugsweise proximalem Befall oder beim typischen Anastomosenrezidiv nach Ileoaszendostomie bei den Patienten, die unter systemischen Steroiden gebessert wurden und die über längere Zeit mit niedrigen Dosen von Steroiden weiterbehandelt werden sollen, sowie bei Patienten unter Azathioprin, die zusätzlich Steroide benötigen. Im Hinblick auf die Kosten ist Budesonid bei diesen Indikationen vorzugsweise bei Patienten einzusetzen, die unter systemischen Steroiden Nebenwirkungen zeigen (gezeigt haben) oder die eine Therapie mit systemischen Steroiden ablehnen.

Stallmach: Im Vergleich der verschiedenen Therapieoptionen zur konventionellen Behandlung des akuten Schubes bei Morbus Crohn ergibt sich eine Reihung. Beim leichten Schub und Befall im Ileozökalbereich kann eine Hochdosis-Akuttherapie mit 5-ASA-Präparaten durchgeführt werden. Bei Patienten mit hoher Krankheitsaktivität (z. B. mit einem CDAI > 300 Punkte), mit extraintestinalen Manifestationen und/oder distalem Befall (Kolon/Rektum) ergibt sich die Indikation für eine Therapie mit systemisch wirkenden Steroiden. Für Budesonid würden sich somit Therapieindikationen bei Patienten ergeben, die zwischen diesen beiden Gruppen einzuordnen sind, insbesondere wenn Crohn-Manifestationen im Ileozökalbereich vorliegen. Möglicherweise ergibt sich in Zukunft eine Indikation für Budesonid im Rahmen einer Sequenztherapie: initial mit systemisch wirksamen Steroiden behandeln und nach Einsetzen der Remission zu Budesonid wechseln, um die bei der langfristigen Therapie (3–6 Monate) resultierenden Nebenwirkungen zu vermindern. Dieses Vorgehen muß aber durch weitere Studien überprüft werden.

10. Frage: In welchem Fall würden Sie einen Patienten mit Morbus Crohn (konservative Situation bzw. postoperativ) einer remissionserhaltenden Therapie zuführen? Welches Medikament würden Sie langfristig zur Rezidivprophylaxe des Morbus Crohn einsetzen: Glucocorticoide, Aminosalizylate, Metronidazol oder Azathioprin?

Andus: Patienten mit Morbus Crohn, welche durch eine übliche Akutphasentherapie mit Prednisolon in Remission gebracht wurden, sollten eine remissionserhaltende Therapie mit 5-ASA in einer Dosis von 3–4,5 g für etwa 2 Jahre erhalten. Glucocorticoide (inkl. Budesonid) spielen derzeit für die Rezidivprophylaxe des Morbus Crohn keine Rolle. Gleiches gilt für Metronidazol. Bei schwerverlaufendem Morbus Crohn bzw. Gefahr der Entwicklung eines Kurzdarmsyndroms sollte zusätzlich Azathioprin zur Remissionserhaltung eingesetzt werden.

Buhr/Isbert: Heute muß als unstrittig gelten, daß 5-ASA den Langzeitverlauf des Morbus Crohn günstig beeinflussen kann. Es konnte eindeutig gezeigt werden, daß die Remissionserhaltung mit 5-ASA das Rezidivrisiko innerhalb eines Zeitraumes von 2 Jahren um 20–25% senken kann. Somit halten wir die Durchführung einer remissionserhaltenden Therapie bei allen Patienten mit Morbus Crohn nach Überwinden eines akuten Schubes oder postoperativ für obligat. Wurde die Remission durch den Einsatz systemischer Steroide erreicht, sollte die Therapie mit möglichst geringer Dosis für 6 Monate weitergeführt werden. Ansonsten ist eine Remissionserhaltung mit 5-ASA für mindestens 12 Monate durchzuführen. Die postoperative Rezidivprophylaxe führen wir ebenfalls bei allen Patienten mit 5-ASA durch. Für eine Therapie mit Budesonid oder Metronidazol sehen wir bei derzeitigem Kenntnisstand keine Indikation.

Gasché: Die remissionserhaltende Therapie bei Morbus Crohn ist frustran. Ich beginne die Mesalazintherapie nach akutem Schub bei einer Steroiddosis von 10 mg und erhoffe mir dadurch, ein frühes klinisches Rezidiv zu vermeiden. In jedem Fall beende ich die Mesalazintherapie spätestens nach 9 Monaten. In der postoperativen Situation halte ich Mesalazin ebenfalls für nicht zufriedenstellend. Die Anzahl der zu behandelnden Patienten und die damit assoziierten Therapiekosten, um ein einziges Rezidivereignis zu verhindern, sind einfach zu hoch. Ich habe jedoch keine therapeutische Alternative vorzuschlagen, die auf kontrollierten Studiendaten basiert. Ich denke, daß Metronidazol oder neuere Substanzen aus der Nitroimidazolgruppe wie auch Gyrasehemmer potentielle Kandidaten sind.

Goebell: Ich wende auf Studienbasis in der Regel 5-ASA (anfangs 3 g, später 2 g pro Tag) sowohl nach akutem Schub wie auch nach Resektion meist für 2 Jahre an. Azathioprin setze ich bei Steroidabhängigkeit zur langsamen Ablösung der Steroide ein.

Kruis: Eine remissionserhaltende Therapie bei Morbus Crohn sollte nur mit Bezugnahme auf die individuelle Krankheitssituation unter Abwägung der Nachteile (Risiken) und möglichen Vorteile erfolgen. Beim kompliziert verlaufenden Morbus Crohn (anamnestisch Rezidivneigung, schwer behandelbare Rezidive, Fistelungen, extraintestinale Symptome, wiederholte Operationen) sollte in erster Linie die Langzeittherapie mit Azathioprin/6-Mercaptopurin erfolgen. Kann oder soll dieses nicht eingesetzt werden, sind mögliche Alternativen Mesalazin oder Budesonid. Unmittelbar postoperativ kann nach Absprache mit dem Patienten Mesalazin gegeben werden. Andere Medikamente (Glucocorticoide, Metronidazol, Mikrobiologika) scheinen meines Erachtens derzeit keinen gesicherten Wert in der Langzeittherapie zu haben.

Stallmach: Die Wirkung von 5-ASA-Präparaten in der postoperativen Situation bzw. nach konservativer Akuttherapie liegt leider nur in der Größenordnung von 20–30% bezüglich Vermeidung eines Rezidivs. Basierend auf den publizierten Studien können keine eindeutigen Kriterien herausgearbeitet werden, die die Identifikation von Patienten, die von einer 5-ASA-Rezidivprophylaxe profitieren, erlauben. Die Frage, ob 5-ASA zur Rezidivprophylaxe eingesetzt werden soll, muß somit individuell beantwortet werden. Häufige Schübe bzw. die Kenntnis um eine schlechte therapeutische Beeinflußbarkeit des akuten Schubes sind sicher Argumente für eine Rezidivprophylaxe. Hier ist aber auch zu überprüfen, ob diese Patienten nicht langfristig immunsuppressiv mit Azathioprin behandelt werden sollen. Die Wertigkeit von Azathioprin in der langfristigen Rezidivprophylaxe (über mehrere Jahre!) ist belegt. Für Metronidazol besteht keine Indikation.

Resümee

Das interdisziplinäre Gespräch zeigt, daß trotz zahlreicher standardisierter Vorgehensweisen die individuelle Situation des Patienten und die klinische Erfahrung des Arztes eine entscheidende Rolle bei der Behandlung von Patienten mit chronisch entzündlichen Darmerkrankungen spielen. Dies spiegelt sich bereits in der Einschätzung der Erkrankungsaktivität wider, die im klinischen Alltag im wesentlichen aufgrund der Symptomatik des Patienten und einiger Entzündungsparameter erfolgt. Standardisierte Aktivitätsindizes bleiben im wesentlichen klinischen Studien vorbehalten. Bezüglich der Einschätzung des Verlaufes einer chronisch entzündlichen Darmerkrankung als steroidabhängig bzw. steroidrefraktär oder therapierefraktär besteht nicht zuletzt aufgrund von Konsensuskonferenzen weitgehende Übereinstimmung zwischen verschiedenen Zentren. Es ist jedoch zu erkennen, daß diese Begriffe im klinischen Alltag nicht starr angewandt werden sollten, sondern im Hinblick auf ihre möglichen weitreichenden Konsequenzen für den Patienten eine individuelle Beurteilung erfolgen muß. Dies ist dann von besonderer Bedeutung, wenn es um die Frage der Kolektomie bei Patienten mit Colitis ulcerosa geht. Hier beeinflussen individuelle Faktoren wie Alter des Patienten, Dauer und Ausdehnung der Erkrankung wesentlich die Entscheidung. Eine wichtige Rolle spielt das Karzinomrisiko bei langdauernder subtotaler oder totaler Colitis ulcerosa. Die Antworten lassen erkennen, daß die Indikation zur Kolektomie im allgemeinen nicht frühzeitig gestellt wird, sondern erst nach einem vorausgegangenen Therapieversuch mit Immunsuppressiva, wobei in der Akutphase Cyclosporin, in der langfristigen Behandlung Azathioprin eingesetzt wird.

Beim Morbus Crohn erfordert insbesondere die Betreuung von Patienten mit Fistelproblemen die Kooperation zwischen Gastroenterologen und Chirurgen. Im Einzelfall ist abzuwägen, ob eine medikamentöse Therapie (antibiotisch mit Metronidazol bzw. Ciprofloxazin, immunsuppressiv mit Azathioprin, gegebenenfalls mit Cyclosporin A i.v.) durchzuführen ist oder ob eine chirurgische Behandlung notwendig wird. Diagnostische Verfahren der Wahl sind nach der klinischen proktologischen Untersuchung insbesondere die transrektale Sonographie und die Magnetresonanztomographie-Untersuchung.

Antibiotika werden nicht nur bei Patienten mit Fistelleiden eingesetzt, sondern in manchen Zentren großzügig angewendet, wie z.B. von Gasché, der etwa 50% seiner Patienten mit Morbus Crohn antibiotisch behandelt, neben Patienten mit perianalen Fisteln auch Patienten mit Fieberzuständen unklarer Genese bei schwer aktiver Erkrankung. Dieselbe Vorgehensweise wird von den anderen Zentren berichtet. Aus chirurgischer Sicht wird als weitere Indikation für eine antibiotische Behandlung die perioperative Prophylaxe sowie die Therapie der Pouchitis nach Koloproktomukosektomie und ileo-analer Pouchanlage erwähnt.

5-ASA-Präparate spielen eine wesentliche Rolle bei der Behandlung der Colitis ulcerosa sowie des mäßig aktiven Morbus Crohn. Die Frage, inwieweit die unterschiedliche Galenik verschiedener Präparate eine Rolle bei der Differentialtherapie spielt, wird noch kontrovers diskutiert. Während einerseits aufgrund der unterschiedlichen Galenik theoretische Vorteile verschiedener Präparate in bestimmten klinischen Situationen zu erwarten sind, spielen diese Überlegungen in der Praxis häufig keine Rolle, da kontrollierte klinische Studien zu dem Thema fehlen.

Die Steroidtherapie der chronisch entzündlichen Darmerkrankungen hat durch die Einführung von Budesonid als nichtsystemischem Steroid neue Aspekte erfahren. Der Wert von Budesonid beim akuten hochaktiven Morbus Crohn wird im allgemeinen kritisch eingeschätzt. Es werden weiterhin systemische Steroide bevorzugt. Eine wichtige Indikation für Budesnoid wird in der längerfristigen Behandlung von Patienten mit Morbus Crohn in der postakuten Phase gesehen. Dabei spielt die geringere Nebenwirkungsrate von Budesonid im Vergleich zu systemischen Steroiden eine wesentliche Rolle.

Während die Rezidivprophylaxe der Colitis ulcerosa mit 5-ASA-Präparaten weitgehend anerkannt ist, wird die Rezidivprophylaxe des Morbus Crohn nach wie vor kontrovers diskutiert. Obwohl Einigkeit darüber besteht, daß klinische Studien insgesamt einen Vorteil der Rezidivprophylaxe zeigten, werden aus diesen Daten unterschiedliche klinische Schlußfolgerungen gezogen. Während mancherorts eine remissionserhaltende Therapie sowohl nach medikamentös als auch nach chirurgisch induzierter Remission regelhaft durchgeführt wird, stellen andere Zentren die Indikation individuell. Einigkeit besteht darüber, daß bei Patienten mit kompliziertem Verlauf des Morbus Crohn eine Langzeittherapie mit Azathioprin/6-Mercaptopurin von großem Wert ist.

Teilnehmer

Dr. T. Andus
Klinik und Poliklinik für Innere Medizin I
Universitätsklinikum
D-93042 Regensburg

Prof. Dr. J. Buhr, Dr. C. Isbert
Universitätsklinikum Benjamin Franklin
Hindenburgdamm 30
D-12200 Berlin

Dr. Ch. Gasché
Universitätsklinik für Innere Medizin IV
Gastroenterologie und Hepatologie
Währinger Gürtel 18–20
A-1090 Wien

Prof. Dr. H. Goebell
Direktor der Abteilung Gastroenterologie
Medizinische Klinik und Poliklinik
Universitätsklinikum Essen
Hufelandstraße 55
D-45122 Essen

Prof. Dr. W. Kruis
Evangelisches Krankenhaus Köln-Kalk
Buchforststraße 2
D-51103 Köln

PD Dr. A. Stallmach
Medizinische Klinik II
Universität des Saarlandes
D-66421 Homburg

Chirurgische Gastroenterologie
mit interdisziplinären Gesprächen

Originalarbeit · Original Article

Chir Gastroenterol 1998;14:155–157

J. Küpper [a]
W.-P. Oellig [b]
T. Raguse [c]

Mageneingangsstenose bei Pankreasheterotopie

[a] Abteilung Gastroenterologie, Katholisches Klinikum Duisburg
[b] Institut für Pathologie
[c] Klinik für Chirurgie, Evangelisches Krankenhaus, Mülheim

Schlüsselwörter
Heterotopes Pankreas · Epiphrenisches Divertikel

Zusammenfassung
Wir berichten über eine 42jährige Patientin mit zunehmender Dysphagie. Endoskopisch war ein Tumor in der Kardia festzustellen. Während der Laparotomie wurde ein epiphrenisches Divertikel mit einer Pankreasheterotopie gefunden. In der Literatur werden meist Kasuistiken mit heterotopem Pankreas im Magen oder Duodenum beschrieben. Heterotopes Pankreas in der Kardia ist extrem selten.

Key Words
Heterotopic pancreas · Epiphrenic diverticulum

Summary
We report on a 42-year-old female patient with progressive dysphagia. The endoscopy showed a tumor in the cardia. During laparotomy a epiphrenic diverticulum with a heterotopic pancreas was found. Available in the literature are mostly cases with heterotopic pancreas in the stomach or duodenum. Heterotopic pancreas in the cardia is extremely rare.

Einführung

1859 beschrieb Klob [1] erstmalig histologisch gesichertes heterotopes Pankreas im Magen.
Die Pankreasheterotopie (PH) ist definiert als Pankreasgewebe, das keine anatomische Beziehung zum orthotopen Pankreas erkennen läßt und über eine getrennte Gefäßversorgung sowie ein gesondertes Ausführungsgangsystem verfügt.
Die Prävalenz der PH liegt nach Obduktionsstatistiken bei 0,5–13,7% [2, 3]. Die Inzidens der Pankreasheteropie als Zufallsbefund bei der Laparotomie wird von verschiedenen Autoren auf 1:500 geschätzt [4, 5]. Bei einer Zusammenstellung von 246 Fällen mit heterotopem Pankreas nur im Magen ergibt sich nach Wanke [6] folgende Verteilung: Antrum 66,7%, ad Pylorum 20,7%, Korpus 10,5%, Fundus 0,8%, Kardia 1,3%. Die PH kann dabei in allen Wandschichten vorkommen, doch sind Submukosa mit 54% und Submukosa mit gleichzeitiger Infiltration der Muscularis propria mit 23% die Prädilektionsorte. Seltenere Lokalisationen von PH sind der Meckel-Divertikel [7] und das Jejunum [8], hier häufig in Verbindung mit kongenitalen Webs oder Duplikationszysten [4]. Eine PH wurde aber auch in Ösophagus [9], Lunge [10], Mediastinum [11], Gallenblase [12, 13], Gallengang [14–17], Milz [18] und Lymphknoten [19] gefunden.

Histologisch kann die PH alle Elemente des orthotopen Pankreas enthalten: Azini, Ausführungsgänge und Langerhanssche Inseln. Ontogenetisch ungeklärt ist, warum Pankreasheterotopien im Magen in bis zu 33% typische Insellgruppen enthalten, während diese bei extragastralem Befall sehr selten gefunden werden [20].
Zahlreiche Autoren wiesen darauf hin, daß eine Pankreasheterotopie, die nur aus Ausführungsgängen besteht, mit den Adenomyomen des Magens identisch ist (Übersicht bei Barnert [21]). Die Frage einer erhöhten Entartungstendenz dieser Adenomyome ist weiterhin offen. In ihrer bereits 1946 zu diesem Thema erschienenen Arbeit beschrieben Barbosa et al. [22] bei 25 symptomatischen Patienten mit PH ein Zystadenokarzinom und 6 Inselzelltumoren. An unselektionierten Patientengruppen konnte dieser Eindruck eines Malignomrisikos aber nicht bestätigt werden [23, 24].

Kasuistik

Anamnese
Die 42jährige Lehrerin hatte als 9jährige einen Groschen verschluckt, der aber in Kopftieflage spontan wieder regurgitiert wurde. Sonst waren bislang keine relevanten Vorerkrankungen aufgetreten. 1992 fühlte sie erstmalig kurzzeitig eine Passagebehinderung in der Speiseröhre. Im Frühsommer 1993 gab sie Schluckbeschwerden und Fieber an. Unter der Verdachtsdia-

Dr. J. Küpper
Abteilung Gastroenterologie
Medizinische Klinik III
Katholisches Klinikum Duisburg
An der Abtei 7–11
D-47166 Duisburg

Eingegangen:
27. Oktober 1997
Angenommen:
31. März 1998

gnose einer Angina tonsillaris wurde eine Penicillintherapie eingeleitet, die vermeintlich zu einer Besserung führte.

In Zeiten stärkerer beruflicher Anspannung trat in den folgenden Jahren Sodbrennen auf, das nach einer empirischen Therapie mit einem H_2-Blokker-Präparat nachließ. Im August 1996 stellte sich die Patientin unter den Zeichen einer eindeutigen Odynophagie in unserer Ambulanz vor. Sie schilderte seit 5 Wochen zunehmende retrosternale Schmerzen bei der Nahrungspassage und seit 4 Tagen erneutes Fieber bis 39 °C. Da auch die Aufnahme flüssiger Speisen nicht mehr ungehindert möglich war, hatte sie 3 kg an Gewicht verloren. Selbst eine Kombinationstherapie mit Omeprazol, Ciprofloxacin und Cisaprid war effektlos geblieben.

Ein Ösophagusbreischluck zeigte eine konzentrische Lumeneinengung des distalen Ösophagus mit intaktem Epithel, so daß radiologisch der Verdacht auf eine Achalasie geäußert wurde.

Körperlicher Untersuchungsbefund

Die 170 cm große Patientin befand sich mit 55 kg in einem reduzierten Ernährungszustand. Der Mund-Rachen-Raum war reizlos. Es zeigte sich ein leichter Druckschmerz im Epigastrium. Sonst war der Leib weich, und es bestand keine palpable Resistenz. Leber und Milz waren nicht vergrößert. Beide Nierenlager waren nicht klopfschmerzhaft, und es traten keine peripheren Lymphknotenvergrößerungen auf.

Labor- und apparative Untersuchungen

Laborchemisch bestand eine deutliche Senkungsbeschleunigung von 38/65 mm n. W. Das Differentialblutbild und der CRP-Wert waren dagegen unauffällig. Die Sonographie zeigte einen normalen Befund aller Oberbauchorgane.

Die erste Endoskopie am 22. August 1996 bot folgendes Bild: Der Ösophagus war erweitert und die Kardia deutlich eingeengt, jedoch durch vorsichtiges Anstemmen des Gerätes noch passierbar. In Inversionsstellung fiel subkardial eine erbsgroße derbe Vorwölbung mit intaktem Epithel auf, das sich bioptisch in typischer zeltförmiger Weise abheben ließ. Die Histologie zeigte nur eine unspezifische Gastritis ohne Anteile eines Tumorgewebes.

Eine Woche später bot die Kontrollendoskopie ein differentes Bild: Der Ösophagus war jetzt normallumig, die Kardia geöffnet. In der rechten Kardiaseite deutete sich eine divertikelartige Schleimhauteinziehung an.

Endosonographisch imponierte subkardial ein 4×1,7 cm großer submuköser Prozeß, der scharf von der Muscularis propria abgrenzbar war (Abb. 1). Das Echomuster zeigte sich auffällig: Neben homogenen echoarmen Abschnitten kamen gröbere, echodichte, zum Teil auch schollige echoreiche Rundstrukturen zur Darstellung, so daß der Verdacht auf ein Hamartom geäußert wurde.

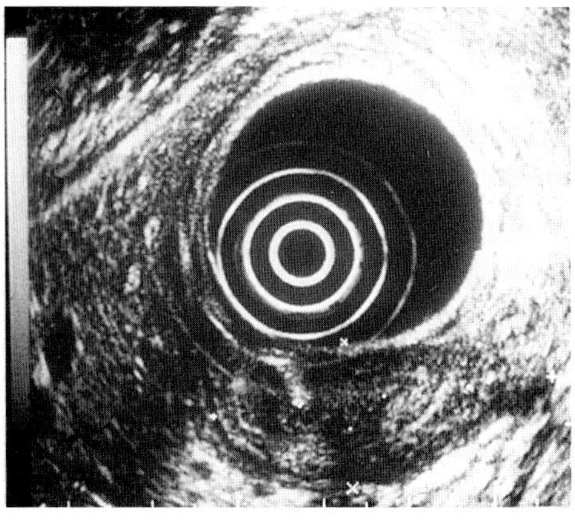

Abb. 1. Endosonographie: scharfe Abgrenzung eines submukösen Magenwandtumors zur Muskularis, inhomogene Binnenstruktur durch schollige Areale mit Halosaum.

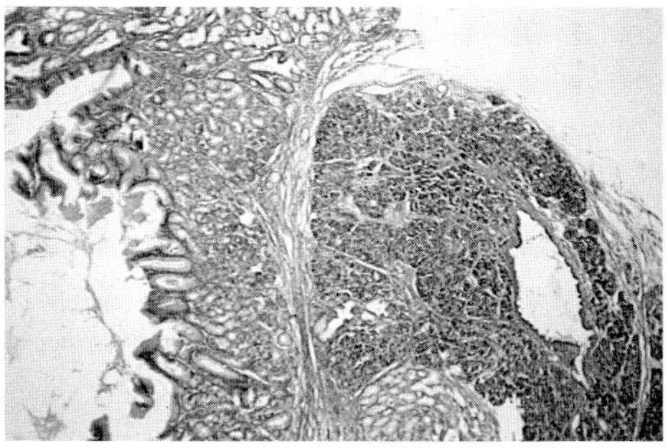

Abb. 2. Histologie: 5 mm großes Pankreasgewebe mit gut differenzierten Inselzellen und Azini, dilatierten Ausführungsgängen und periduktulärer Fibrose.

Therapie und Verlauf

Wie in den vergangenen 4 Jahren, wurde die Patientin auch diesmal innerhalb einer Woche spontan wieder beschwerdefrei. In Anbetracht des endoskopischen und endosonographischen Tumorverdachtes war jedoch die Indikation zur Laparotomie gegeben. Intraoperativ fielen 3 Befunde auf:

1. eine tumoröse Wandverdickung des distalen Ösophagus und der Kardia,
2. direkt oberhalb der Kardia ein 3 cm tiefes Divertikel,
3. eine von der Magenkleinkurvaturseite bis zur linken Leberoberfläche ziehende Narbenplatte.

Die subkardiale Raumforderung konnte zusammen mit dem Divertikel in toto entfernt werden. Der etwa 1,5 cm lange Defekt wurde mit Vicrylallschichtnähten verschlossen und die Kardiadefiziens durch eine Fundoplicatio nach Nissen-Rosetti ausgeglichen. Zusätzlich erfolgte eine Lymphknotenausräumung des gesamten Kompartiments.

Nach intraoperativer Präparation des Kardiapräparates fand sich am Divertikelgrund auffallend gelbliches Gewebe. Histologisch imponierte eine in dem Bezirk trichterförmig verzogene Magenschleimhaut mit isomorphen Epithelien, die von einem etwa 5 mm großen heterotopen Pankreasgewebe mit läppchenförmigem Aufbau und einigen Langerhansschen Inselgruppen unterlegt war. Auffallend waren deutlich erweiterte Ausführungsgänge. Die Umgebung zeigte kräftig angelegte Vernarbungen mit Übergang in locker strukturiertes Bindegewebe (Abb. 2).

Diskussion

Ontogenetisch entsteht das Pankreas aus einer größeren dorsalen und einer kleineren ventralen Anlage des Darmrohres, die in der 6. Schwangerschaftswoche miteinander verschmelzen. Zur Pathogenese der PH werden zwei Theorien diskutiert:

1. eine größere Zahl an Ausstülpungen aus dem Darmrohr, die durch das folgende Längenwachstum von der übrigen Pankreasanlage getrennt werden [25],
2. eine In-situ-Differenzierung von Zellen mit epigenetischem pluripotentem Code [26].

Benbow [27] und Claudon [28] konnten belegen, daß auch in kleineren Pankreasheterotopien schwere, nekrotisierende Entzündungen ablaufen können, die aufgrund der nur geringen Organmasse

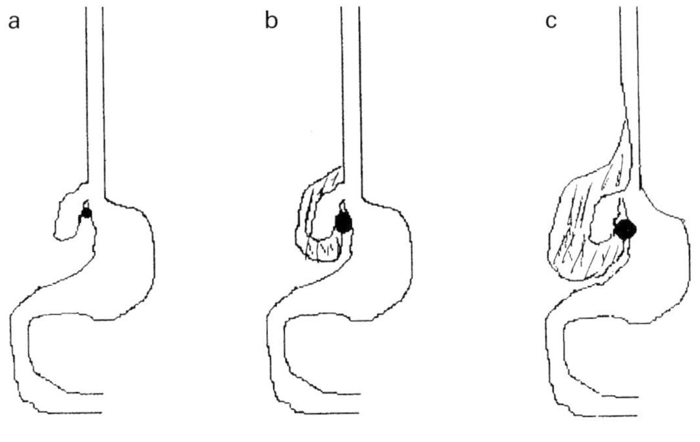

Abb. 3. Pathogenese: Normalbefund (**a**), initial Obstruktion des trichterförmigen Divertikels (**b**), dann Peridivertikulitis mit Kompression des Kardialumens (**c**).

nicht zu einer Fermententgleisung führen. Sie sahen mikroskopisch primär eine entzündliche Exsudation ins Gangsystem, sekundär dann eine segmentale Nekrose des Gangepithels mit Fortleitung der Entzündung ins Stroma. Auch bei unserer Patientin konnten wir eine ausgeprägte Entzündung um das nur 5 mm große heterotope Pankreas am Mageneingang finden. Die auffallende Erweiterung der Ausführungsgänge legt die Vermutung einer primären Obstruktion, z. B. durch Verlegung des Divertikels mit Speiseresten oder durch einen intermittierenden gastroösophagealen Reflux, nahe. Die dadurch initiierte Entzündung der PH hat sekundär dann auf das umliegende Gewebe gegriffen und die initiale Obstruktion der Kardia impliziert (Abb. 3). Bei asymptomatischem Zufallsbefund einer PH empfehlen die meisten Autoren eine abwartende Haltung [29]. Zur Behandlung der symptomatischen PH ist jedoch die chirurgische Exzision erforderlich.

Unsere Patientin ist auch 1,5 Jahre nach diesem Eingriff weiterhin beschwerdefrei.

Literatur

1 Klob I: Pankreasanomalien. Z Ges Ärzte Wien 1859;15:732.
2 Lai ECS, Tompkins RK: Heterotopic pancreas. Review of a 26 year experience. A J Surg 1986;151:697–700.
3 Feldman M, Weinberg T: Aberrant pancreas: A cause of duodenal syndrome. JAMA 1952;148: 893–898.
4 Pang LC: Pancreatic heterotopia: A reappraisal and clinicopathologic analysis of 32 cases. South Med J 1988;81:1264–1275.
5 Pearson S: Aberrant pancreas. Review of the literature and report on three cases. Arch Surg Chicago 1951;63:168–184.
6 Wanke M: Dystopes Pankreas im Magen; in Doerr W, Seiffert G, Hehlinger E (Hrsg): Spezielle pathologische Anatomie; Bd. 2. Berlin, Springer, 1971, pp 205–210.
7 Solovei G, Elchardus JF, Favriel JM, Amico S, Petit J, Esso C: Hemmorrhagic Meckel's diverticulum. The place of abdomical scintigraphy with technitium 99 m. Apropos of a case with gastric and pancreatic heterotopia. J Chir Paris 1986;123:570–573.
8 Curran JP, Anderson V: Pancreatic heterotopia as a cause of an acute abdomen. Clin Pediatr (Phila) 1986;25:466–468.
9 Razi MD: Ectopic pancreas tissue of esophagus with massive upper gastrointestinal bleeding. Arch Surg 1966;92:101–104.
10 Beskin CA: Intralobar enteric sequestration of the lung containing aberrant pancreas. Thor Cardiovasc Surg 1961;41:314–317.
11 Carr MJT, Deiraniya AK, Judd PA: Mediastinal cyst containing mural pancreatic tissue. Thorax 1977;32:512–516.
12 Qitilbash AH: Acute pancreatitis occuring in heterotopic pancreatic tissue in the gallbladder. Can J Surg 1976;19:413–414.
13 Herzog A: Heterotopic pancreas tissue in the gallbladder wall. Zentralbl Chir 1985;110:1071–1074.
14 Sabini A, Baden J, Norman JD, Martin JR: Heterotopic pancreatic tissue in the common bile duct or ampulla of Vater. Am Surg 1970;36:662–666.
15 Coupland RM, Aukland P, Harrison DA: Heterotopic pancreas: A rare cause of obstructive jaundice. J R Coll Surg Edinb 1987;32:168–170.
16 Kubota K, Bandai Y, Watanabe M, Toyoda H, Oka M, Makuuchi T: Biliary stricture due to mucosal hyperplasia of the common bile duct: A case report. Hepatogastroenterology 1996;43: 147–151.
17 Schu W, Copeland R, Fromm D, Elbadawi A: Obstruction of the common hepatic duct by ectopic pancreas. N Y State J Med 1988;88:197–198.
18 Poppi A: Sui pancreas aberranti. Arch Ital Mal App Diger 1935;4:534–579.
19 Murayama H, Kikuchi M, Imai T, Yamamoto Y, Iwata Y: A case of heterotopic pancreas in lymph node. Virchows Arch 1978;377:175–179.
20 Grözinger K.-H, Wanke W: Angeborene Fehlbildungen des Pankreas; in Forell M (Hrsg): Handbuch der Inneren Medizin. 1976, pp 921–941.
21 Barnert J, Kamke W, Frosch B: Adenomyoma of the stomach. Case report and review of the literature. Leber Magen Darm 1985;15:152–156.
22 Barbarossa JC: Pancreatic heterotopia. Review of the literature and report of 41 authenticated surgical cases, of which 25 were clinical significant. Surg Gynecol Obstet 1946;82:525–527.
23 Dolan RV, ReMine WH, Dockerty MB: The fat of heterotopic pancreatic tissue. Arch Surg 1974;109:762–765.
24 Herold G, Kraft K: Adenocarcinoma arising from ectopic gastric pancreas: Two case reports with a review of the literature. Z Gastroenterol 1995;33:260–261.
25 Kreig GG: Heterotopic pancreatic tissue producing pyloric obstruction. Arch Surg 1994;113:364.
26 Slack JM: Developmental biology of the pancreas. Development 1995;121:1569–1580.
27 Benbow EW: Simultaneous acute inflammation in entopic and ectopic pancreas. J Clin Pathol 1988;41:430–441.
28 Claudon M, Verain AL, Bigard MA, et al: Cyst formation in gastric heterotopic pancreas: Report of two cases. Radiology 1988;169:659–660.
29 Peiper H.-J: Pankreas anulare, heterotopes Pankreas; in Hollender LF, Peiper HJ (Hrsg): Pankreaschirurgie. 1988, pp 478–484.

Chirurgische Gastroenterologie
mit interdisziplinären Gesprächen

Minimal invasive Chirurgie · Minimally Invasive Surgery

Chir Gastroenterol 1998;14:158–162

E. E. Korashi

Chirurgische Abteilung der Hadi Klinik, Hawalli, Kuweit

Laparoskopische Appendektomie unter Anwendung von 3 Ports – Erfahrung bei unterschiedlichen Indikationen und Situationen[1]

Schlüsselwörter

Laparoskopische Appendektomie (Schwangere) · 3-Port-Zugang · Appendixstumpf-Verschluß durch Endo-GIA-Klammernaht

Zusammenfassung

In letzter Zeit ist in zahlreichen Zentren eine stetige Zunahme der Popularität der laparoskopischen Appendektomie zu verzeichnen. Die vorliegende Arbeit spiegelt unsere persönliche Erfahrung in verschiedenen klinischen Situationen mit besonderer Betonung des Gebrauchs des Endo-GIA für die Entfernung der Appendix und nur von 3 Ports als Zugänge wider. Von März 1996 bis Februar 1997 wurde die laparoskopische Appendektomie bei 52 Patienten mit der klinischen Diagnose akute Appendizitis vorgenommen. Dieses Kollektiv enthält 38 Patienten ohne Perforation, 4 mit Perforation, 6 schwangere Frauen und 4 Patienten mit vorausgegangenen abdominalen Eingriffen. Es wurden 3 Ports mit Instrumenten im Durchmesser von 5–12 mm routinemäßig angewandt. Für die ersten 11 Patienten wurde zur Versorgung des Appendixstumpfes der Endo-Loop und für die restlichen der Endo-GIA verwandt. Der offene laparoskopische Zugang kam bei den Patienten mit den vorausgegangenen abdominalen Eingriffen und bei einem dünnen Patienten zur Anwendung. Für die Operation mit Endo-Loop und Endo-GIA wurden im Durchschnitt 67,27 bzw. 31,57 min benötigt. Bei 3 Patienten (5,77%), 2 Patienten ohne und 1 Patient mit Perforation, war eine Umwandlung zum offenen chirurgischen Vorgehen erforderlich. Es traten keine postoperativen Komplikationen auf. Die mittlere Krankenhausdauer der laparoskopisch operierten Patienten betrug 1,86 Tage und reichte von einem bis zu 3 Tagen. Drei Ports und Verschluß des Appendixstumpfes durch die Endo-GIA-Klammernaht erlauben eine schnelle und sichere Entfernung der Appendix mit einer minimalen Traumatisierung. Das ist eine optimale Situation für Schwangere und abdominal voroperierte Patienten.

Key Words

Laparoscopic appendicectomy in pregnant patients · Three ports · Endo-GIA stapling of the appendic stump

Summary

Laparoscopic appendicectomy became increasingly popular in many centres. The present work represents the personal experience in different clinical situations, with emphasis upon the use of 3 ports and the Endo-GIA stapling device for removal of the appendix. From March 1996 to February 1997, laparoscopic appendicectomy was attempted in 52 patients with clinically diagnosed acute appendicitis, comprising 38 patients without perforation, 4 patients with perforation, 6 pregnant patients and 4 patients with previous abdominal incisions. Three ports were used including, as a routine, a cannula allowing instruments between 5 and 12 mm. Endo-loops were used for the initial 11 patients and Endo-GIA staplers were used for the subsequent cases. Open laparoscopy was used in the patients with previous abdominal incisions and in one thin patient. The mean durations of operations using endo-loops and Endo-GIA stapling were 67.27 and 31.57 min respectively. In 3 patients (5.77%), 2 patients without perforation and 1 patient with perforation, the procedure was converted to open surgery. No postoperative complications occurred. The mean hospital stay for the patients operated laparoscopically was 1.86 days, ranging from 1 to 3 days. Endo-GIA stapling allows fast and safe removal of the appendix with minimal dissection, a situation best suited for pregnant patients and those with previous abdominal surgery.

[1] Die Übersetzung aus dem Englischen wurde von Herrn Prof. Dr. K.-J. Paquet, Hannover, vorgenommen.

KARGER

Fax (07 61) 4 52 07 14
www.karger.com
This article is accessible online at: http://BioMedNet.com/karger

Prof. Dr. E. E. Korashi
Hadi Clinic
P. O. Box 4 46 30 Hawalli
32061 Hawalli (State of Kuwait)

Einführung und Ziel der Arbeit

Die laparoskopische Appendektomie hat in den letzten Jahren in zahlreichen Zentren Verbreitung gefunden. Der vorgestellte retrospektive Bericht spiegelt unsere Erfahrung mit 2 Techniken der laparoskopischen Appendektomie wider, nämlich dem Gebrauch von Endo-Loops und der Endo-GIA-Klammernaht (Multifire Endo GIA®, Auto Suture, Tönisvorst), wobei 3 Ports als Zugänge verwandt wurden. Über Anwendungen der letzteren Technik wird bei verschiedenen klinischen Situationen, der akuten Appendizitis verschiedener Schweregrade, der akuten Appendizitis während der Schwangerschaft und dem Auftreten dieses Krankheitsbildes bei abdominal voroperierten Patienten, berichtet. Dabei wird besonders auf die technischen Einzelheiten bei diesen Situationen eingegangen.

Patienten und Operationstechnik

Im Zeitraum zwischen März 1996 und Januar 1997 wurde an der Hadi Clinic in Kuwait bei 52 Patienten primär eine laparoskopische Appendektomie vorgenommen. Es wurde keine besondere Auswahl der Patienten getroffen, wenn man davon absieht, daß Patienten unter 15 Jahre ausgeschlossen wurden. Alle Patienten erhielten 1,5 mg Cefuroxim zur Einleitung der Allgemeinnarkose. Routinemäßig wurde die Blase mit Foley-Katheter drainiert und ein Magenschlauch nach Beginn der Anästhesie durch die Nase eingeführt; beide wurden nacheinander nach völliger Erholung von der Narkose entfernt. Durch eine kurze infraumbilikale Inzision wurde eine Veress-Nadel zur Schaffung eines CO_2-Pneumoperitoneums eingeführt. Der maximale intraperitoneale Druck betrug 14 mm HG und bei Schwangeren 12 mm HG. Für diesen Zweck wurde ein Elektronik-Insufflator (Storz, Tuttlingen) benutzt. Für die Operation wurden 3 Zugänge verwandt: ein 12-mm-Port am Nabel, durch den ein Teleskop mit dem Winkel Null zur Sicht eingebracht wurde, ein 5-mm-Port in der rechten Fossa iliaca und ein 12-mm-Port (Endopath®, Ethicon, Norderstedt) in der linken Fossa iliaca. Beim letzteren Port konnten mittels eines Universalverkleinerers auch 5- und 10-mm-Instrumente eingeführt werden. Der genaue Sitz der Ports wurde ständig variiert, um sie optimal für den operativen Zugang und Eingriff nutzen zu können. Zur optimalen Sicht diente ein Monitor mit einer starken Vergrößerung (×20). Der Operationstisch war um 15° nach links gesenkt, und der Chirurg stand auf der linken Seite, um die Appendix durch den 12-mm-Port zu extrahieren.
Folgende Techniken wurden für die Entfernung der Appendix nach ausführlicher Exploration von Bauch und Becken verwandt (Tab. 1, 2):

Koagulation der Mesoappendix und Ligatur der Basis durch Endo-Loop
Die Technik fand Anwendung bei den ersten 11 Patienten dieses Berichts. Die Appendix wurde durch eine atraumatische Zange fixiert und die Mesoappendix nahe der Appendix elektrokoaguliert, so daß sie später an ihrer Basis skelettiert werden konnte. Drei Endo-Loops der Stärke Chromic Catgut 0 wurden um die Basis der Appendix gelegt. Die Appendix wurde 1 cm davon entfernt koaguliert, die koagulierte Fläche durchschnitten und die Appendix danach durch den 12-mm-Port entfernt. Es folgte eine Spülung des Operationsgebietes mit Ringer-Lactat-Lösung. Die Portöffnungen wurden im Bereich der Aponeurose mit Vicryl der Stärke 2/0 genäht und die Haut mit Steristrips adaptiert.

Endo-GIA-Klammernaht zur Abtragung der Appendix
Diese Technik hat sich momentan zur Routine bei der Operation entwickelt. Tabelle 2 zeigt die Patienten, bei denen diese Technik angewandt wurde, wobei die Schwangeren (Abb. 1) eingeschlossen sind. Die Appendix wird mit einer atraumatischen Zange durch den 5-mm-Port fixiert und gestreckt. Ein Endo-Gauge®-30-Instrument (Auto Suture, Tönis Forst) wird eingeführt, um die Größe der Klammernahtpatrone zu bestimmen, die in diesem Fall am geeignetsten ist. Danach wird das Endo-GIA-Stapler-Gerät mit dem vorher bestimmten Magazin versehen und durch den 12-mm-Port eingeführt. Nach Anpassung des Staplers an die Appendix wird dieser so angebracht, daß auch die Mesoappendix mit seinen Klingen gefaßt ist (Abb. 2). Danach wird der Verschlußmechanismus ausgelöst. Er fixiert 2 Klammernahtreihen auf jeder Seite, die gleichzeitig Appendixstumpf und Mesoappendix verschließen, diese jedoch teilen, so daß auf diese Weise die Resektate in einem Schritt entfernt werden können.

Die offene laparoskopische Entfernung der Appendix unter Anwendung des Endo-GIA-Geräts
Diese Technik wurde bei 4 Patienten mit vorausgegangenen Unterbauchschnitten nach Sectio caesarea (je 2 mit Pfannenstielzugang und Mittelschnittinzision) und bei einem dünnen Patienten angewandt. Nach einer kurzen Inzision oberhalb des Nabels wird die Aponeurose dargestellt

Tab. 1. Technik der laparoskopischen Appendektomie

Technik	Anzahl, %
Ligatur mit Endo-Loop	21,20
Umstieg zur offenen Chirurgie	5,80
Offene Laparoskopie unter Anwendung des Endo-GIA	9,60
Endo-GIA-Klammernahtverschluß	63,40

Tab. 2. Operative Techniken im Vergleich mit dem klinischen pathologischen Befund

Pathologie	Anzahl der Patienten		Laparoskopische Techniken						Umstieg zur offenen Operation	
			Endo-Loops		Endo-GIA		Offen laparoskopisch + Endo-GIA			
	n	%	n	%	n	%	n	%	n	%
Akute eitrige Appendizitis	32	61,56	11	21,16	18	34,63	1	1,93	2	3,85
Akute Appendizitis mit Perforation	4	7,69			3	5,77			1	1,92
Akute Appendizitis während der Schwangerschaft	6	11,53			6	11,53				
Normale Appendizitis bei der Laparoskopie (NSAP)	6	11,53			6	11,53				
Akute Appendizitis mit vorausgegangenen abdominalen Eingriffen	4	7,69					4	7,69		
Gesamtzahl der Patienten	52	100	11	21,16	33	63,46	5	9,62	3	5,77

NSAP = Unspezifische Bauchschmerzen.

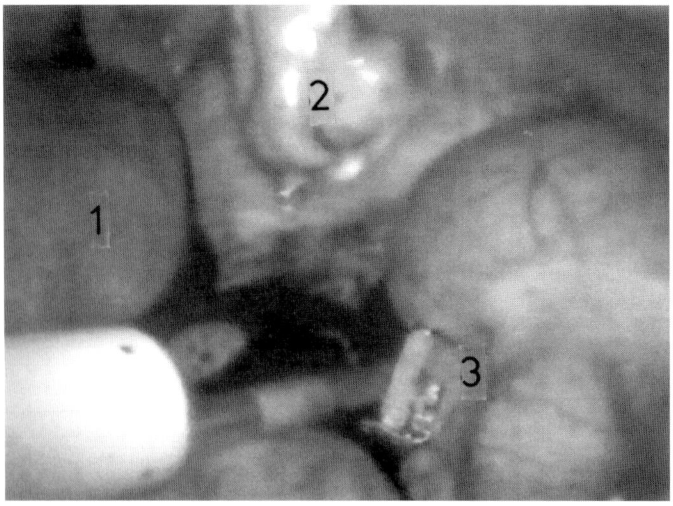

Abb. 1. Laparoskopische Appendektomie während der Schwangerschaft. 1 = Schwangerer Uterus; 2 = mit Klammernaht versehene durchtrennte Appendix und Mesoappendix; 3 = mit Klammernaht verschlossene Appendixbasis.

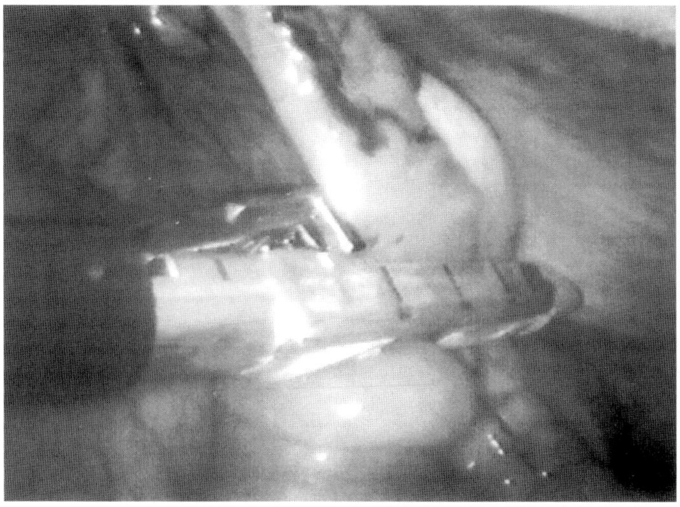

Abb. 2. Laparoskopische Appendektomie unter Anwendung des Endo-GIA-Instruments: Appendix und Mesoappendix werden zwischen beide Blätter des Endo-GIA-Klammernahtgerätes genommen.

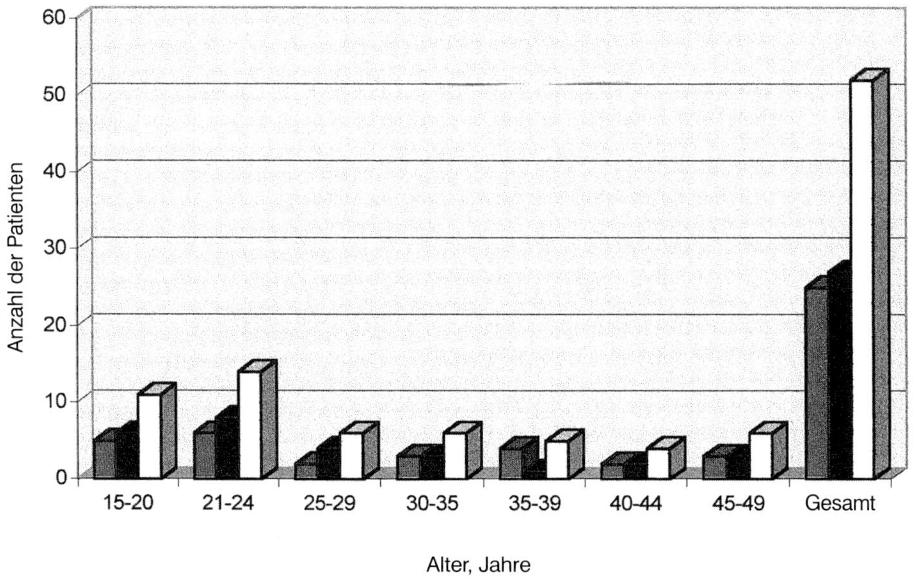

Abb. 3. Alter und Geschlechtsverteilung der Patienten in der vorliegenden Studie.
▩ = Männer; ■ = Frauen; □ = Gesamtzahl.

und mit 2 Kocherklemmen angehoben; an beiden Zugangsenden werden 2 Einzelknopfnähte mit Vicryl 2,0 im Bereich der Aponeurose gelegt und nicht geknüpft. Zwischen diesen beiden Nähten werden Aponeurose und Peritoneum dergestalt eröffnet, daß mittels eines Fingers eine abdominale digitale Exploration erfolgen kann. Danach wird die 10-mm-Kanüle eingeführt, das Pneumoperitoneum installiert und die Endo-GIA-Klammernaht wie oben beschrieben angebracht. Am Ende der Operation werden die Haltenähte zum Verschluß der Aponeurose benutzt und die Haut mit Steristrips verschlossen.

Umwandlung zum offenen Vorgehen
Dieses Vorgehen war bei 3 Patienten erforderlich. Einer der Betroffenen hatte eine vorher nicht erkannte perforierte Appendizitis, weshalb die Appendix durch die ausgedehnten Adhäsionen laparoskopisch nicht sicher isoliert werden konnte. Bei 2 Patienten mit einem ausgedehnten Hämatom der Mesoappendix war eine offene Blutstillung erforderlich. Alle Appendizes wurden zur histologischen Untersuchung eingesandt.

Ergebnisse

Die Studie umfaßt 25 Männer (48%) und 27 Frauen (52%) (Abb. 3). Die mittlere Dauer der Operation bei Anwendung der Endo-Loops betrug 67,27 min (Schwankungsbreite 40–110 min, Median 60 min). Wurde dagegen die Klammernaht mit dem Endo-GIA-Instrument angewandt, reduzierte sich die mittlere Operationsdauer auf 31,57 min (Schwankungsbreite 15–60 min, Median 30 min) (Abb. 4). Die mittlere Operationsdauer bei den 3 offenen Eingriffen betrug 40 min. Die 6 Schwangerschaften betrafen die 12., 16. und 22. Woche (je 2 Patientinnen). Als mittlere Operationsdauer wurden 22,5 min (Schwankungsbreite 15–35 min) errechnet.
Im Mittel betrug die Dauer der postoperativen Analgesie (jede Dosis entspricht laut Krankenhausprotokoll 75 mg Diclofenac i.m). 2,21 Dosen für die nichtschwangeren laparoskopisch operierten Pa-

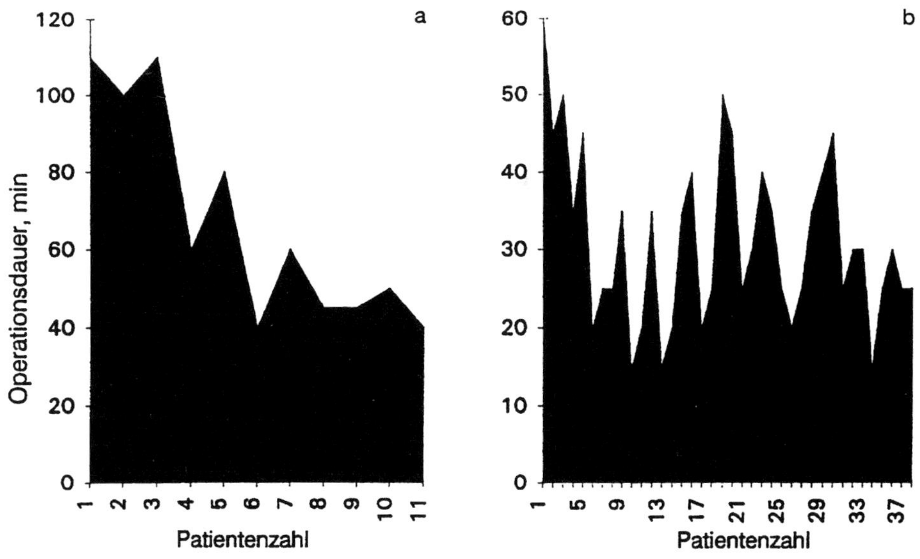

Abb. 4. Operationsdauer bei Anwendung **a** des Endo-Loops zum Verschluß der Appendixbasis, **b** des Endo-GIA-Klammernahtgerätes.

tienten. Die schwangeren Patientinnen erhielten 3,1 Dosen, wobei die Dosis 100 mg Tramadol i. v. ausmacht. Die Gabe von oralen Analgetika war bei keinem Patienten erforderlich.

Die orale Ernährung begann 12 h nach der Operation mit Flüssigkeit und mit Brei 12 h später und wurde von allen laparoskopisch operierten Patienten gut toleriert. Bei den 3 offen operierten Patienten betrugen die entsprechenden Zeiten 36 und 48 h. Nach laparoskopischer Operation blieben die Patienten im Mittel 1,68 Tage (Schwankungsbreite 1–3 Tage) im Krankenhaus. Bei den 3 offen operierten Patienten betrug der Krankenhausaufenthalt 2,2 (2 Patienten) bzw. 4 Tage, wobei letzterer Patient an einer akuten Appendizitis mit Perforation operiert worden war. Histologisch wurde bei fast allen Patienten eine akute Appendizitis bestätigt, allerdings gab es einige wenige Fälle, bei denen während der Operation die Appendix für normal befunden wurde. Postoperative Komplikationen waren nicht zu beobachten. Allen Patienten ging es während der ersten 2 Wochen, während der sie als ambulante Patienten nachuntersucht wurden, gut.

Diskussion

Die laparoskopische Appendektomie wurde zunächst vom Gynäkologen Semm 1983 [1] beschrieben. Es folgten zahlreiche Berichte. Prospektiv randomisierte Studien [2, 3] wiesen einen kürzeren Krankenhausaufenthalt, eine niedrige Komplikationsrate und eine frühere Wiederkehr der Darmfunktion im Vergleich mit dem konventionellen Vorgehen nach. Bei der gegenwärtigen Arbeit sind Operationszeit, Krankenhausaufenthaltsdauer, Beginn der Ernährung mit Flüssigkeiten, Breikost, Wiederaufnahme der Darmfunktion und Mangel an Komplikationen vergleichbar mit den kürzlich publizierten Berichten über laparoskopische Appendektomie [4, 5].

Obwohl der Gebrauch des Endo-Loops von vielen Autoren [6, 7] bevorzugt wird, benutzen wir jetzt das schnelle Endo-GIA-Klammernahtgerät routinemäßig. Basierend auf unseren Erfahrungen mit diesem Instrument, insbesondere während der jetzt berichteten Patientenserie, sind für uns einige praktische Punkte besonders hervorhebenswert:

1. Die Mesoappendix muß unter Anwendung der Greifzange in jede Richtung gestreckt werden, um die Mesoappendix und Appendixbasis optimal einsehen zu können; dieses ist besonders wichtig für einen sicheren Klammernahtverschluß.
2. Selbst eine Appendix mit kleinen Krümmungen kann so sicher verschlossen werden, wenn eine optimale Darstellung sichergestellt ist.
3. Ausgedehnte Adhäsionen können unter Anwendung von 5-mm-Instrumenten durch die 12-mm-Endopath-Kanüle durchtrennt werden. Der anschließende Gebrauch der Klammernaht durch den gleichen Port macht einen 4. Port für die Dissektion der Appendix, wie er von anderen Autoren empfohlen wird, unnötig [4, 8].

Die Machbarkeit und Sicherheit der laparoskopischen Appendektomie bei akuter Appendix mit Perforation ist noch unklar und wird kontrovers diskutiert [9]. Der Hauptgrund dafür ist, daß über erstaunlich wenige Fälle bisher berichtet wurde [2]. In dieser Arbeit konnten 3 von 4 Patienten mit akuter perforierter Appendizitis laparoskopisch durch Klammernaht sicher versorgt werden. Dieses Vorgehen ist aus folgenden Gründen in dieser Situation vorteilhaft:

1. Die Mesoappendix, die meistens ödematös aufgetrieben ist und eitrige Abszesse enthält, kann in der Mitte der Appendix unter Anwendung der Klammernaht entfernt werden. Auf diese Weise wird die gesamte Infektionsquelle entfernt [8]. Dies wurde bisher mit keiner anderen Methode der laparoskopischen Appendektomie in dieser Weise beschrieben.
2. Im Falle eines ausgedehnten Gewebeödems können die Mesoappendix und die Appendixbasis getrennt sicher verschlossen werden, wobei die Invagination der letzteren von einigen Autoren [10] als nicht erforderlich angesehen wird. Pier et al. [5] konnten in solchen Fällen einen sicheren Verschluß erreichen und empfehlen, dieses Verfahren in einer randomisierten Studie zu überprüfen.

3. Die ausgedehnte Spülung des Operationsgebietes und der Bauchhöhle mit anschließender Absaugung des infektiösen Materials kann laparoskopisch im allgemeinen wirksamer als bei einem offenen Verfahren eingesetzt werden.

Die Anwendung des Endo-GIA-Klammernahtgerätes trug zu einer schnellen und sicheren Appendektomie bei Schwangeren bei. Die Wahl eines reduzierten intraperitonealen Drucks von 12 mm Hg basiert auf der Studie von Ischizaki et al. [11], die feststellten, daß bis zu diesem Wert keine signifikanten hämodynamischen Veränderungen auftreten und das Vorgehen als sehr sicher angesehen werden kann. Auch Schreiber wandte dieses Verfahren bei 8 Schwangeren von unterschiedlicher Schwangerschaftsdauer ohne Komplikationen an [12]. Wir empfehlen die Plazierung des 12-mm-Ports unter Sicht an einer Stelle, die ein einfaches Entfernen der Appendix entsprechend ihrer anatomischen Position, die während der Schwangerschaft sehr hoch ist, ermöglicht.

Die Technik der offenen Laparoskopie basiert auf einem ähnlichen Verfahren, das von anderen Autoren [13] beschrieben wurde. Diese Indikation dehnen wir auf dünne Patienten aus, bei denen ein blind angelegtes Pneumoperitoneum zu Verletzungen der Darmorgane oder Gefäße führen kann.

Der Umstieg auf ein offenes Vorgehen wurde in der Arbeit von Pier et al. [5] beschrieben. Atwood et al. [2] hatten eine Umwandlungsrate von 7%, während Kum et al. [3] über keine Notwendigkeit zum offenen Vorgehen berichteten. Die Gründe für einen Umstieg in unserer Studie (5,77%) sind die gleichen, die bisher in der Literatur berichtet wurden.

Zusammenfassend ist die laparoskopische Appendektomie unter Verwendung des Endo-GIA-Klammernahtgerätes eine einfache und sichere Operation zur Behandlung der akuten Appendizitis. Obwohl ihre Vorteile auch für den Einsatz bei der Perforation einleuchtend sind, empfehlen wir die weitere kritische Überprüfung dieses Vorgehens. Routinemäßig sollte diese schnelle und sichere Methode bei akuter Appendizitis, insbesondere bei Schwangeren, zur Anwendung kommen.

Literatur

1 Semm K: Endoscopic appendectomy. Endoscopy 1983;15:59–64.

2 Atwood SEA, Hill ADK, Murphy PG, et al: A prospective randomised trial of laparoscopic versus open appendicectomy. Surgery 1992;112:497–501.

3 Kum CK, Ngoi SS, Goh PMY, et al.: Randomised controlled trial comparing laparoscopic and open appendicectomy. Br J Surg 1993;80:1599–1600.

4 Tate JT, Chung SC, Dawson J, et al.: Conventional versus laparoscopic surgery for acute appendicitis. Br J Surg 1993;80:751–754.

5 Pier A, Gotz F, Bacher C, Ibald R: Laparoscopic appendectomy. World J Surg 1993;17:29–33.

6 Pier A, Gotz F, Bacher C: Laparoscopic appendectomy in 625 cases: From innovation to routine. Surg Laparosc Endosc 1992;1:8.

7 Mompean JA, Campos RP, Paricio PP, et al.: Laparoscopic versus open appendicectomy: A prospective assessment. Br J Surg 1994;81:133–135.

8 Nowzaradan Y, Barnes JP: Current techniques in laparoscopic appendectomy, a review. Surg Laparosc Endosc 1993;3:470–476.

9 Paterson-Brown S: The use of laparoscopy in the acute abdomen. Curr Pract Surg 1993;5:208.

10 Engstrom I, Fenyo G: Appendectomy: Assessment of stump invagination versus simple ligation: A prospective randomised trial. Br J Surg 1985;72:971–972.

11 Ischizaki Y, Bandai Y, Shimomura K, et al.: Safe intra-abdominal pressure of carbon dioxide pneumoperitoneum during laparoscopic surgery. Surgery 1993;114:549–554.

12 Schreiber JH: Laparoscopic appendicectomy in pregnancy. Surg Endosc 1990;4:100–102.

13 Ahmad A, Quayle AR: New technique of open laparoscopy. Br J Surg 1993;80:1184.

Chirurgische Gastroenterologie
mit interdisziplinären Gesprächen

Industrieforum · Industrial Forum

Chir Gastroenterol 1998;14:163–164

Gastroenterologie: Senkt Mesalazin die Gefahr eines Kolonkarzinoms?

Das Beispiel der Acetylsalicylsäure (ASS) zeigt, daß bei Risikopatienten eine Chemoprävention des Kolonkarzinoms möglich ist. Ähnliche Befunde gibt es auch zu 5-Aminosalicylsäure (5-ASA, Mesalazin). Dieser Wirkstoff verringert bei Patienten mit Colitis ulcerosa die Gefahr Kolitis-assoziierter Karzinome ganz erheblich. Da die Kolitis-assoziierten Karzinome über ähnliche Mechanismen entstehen wie das kolorektale Karzinom, liegt es nahe, auch für Mesalazin einen chemopräventiven Effekt beim Kolonkarzinom zu postulieren.

Ob auch Mesalazin die Gefahr kolorektaler Karzinome bannt, wird derzeit in einer großangelegten deutschen Studie in 40 Zentren, der «German 5-ASA-Polyp-Prevention Study» (GAPPS) überprüft. An der Untersuchung sollen 600 Patienten mit koloskopisch nachgewiesenen und komplett entfernten Polypen teilnehmen. Es handelt sich um eine Patientengruppe, die ein sehr hohes Rezidivrisiko trägt. «Nach den bisherigen Daten werden rund 40% der Betroffenen unbehandelt trotz der kompletten Abtragung der Adenome (Polypen) innerhalb von 3 Jahren erneut Polypen haben», so Studienleiter Professor Dr. Wolff Schmiegel von der Medizinischen Universitätsklinik, Knappschaftskrankenhaus in Bochum im Rahmen der von der Falk Foundation e. V. unterstützten Gastroenterologiewoche in Titisee.

Da bekannt ist, daß sich kolorektale Karzinome praktisch immer aus Adenomen – der Endoskopiker spricht von Polypen – entwickeln, lag es nahe, die Möglichkeit der Karzinomprävention bei diesen Patienten zu überprüfen, zumal drei Jahre nach der Abtragung der Polypen per se eine erneute Koloskopie indiziert ist.

Ziel ist, die erneute Polypenbildung und damit das Karzinomrisiko zu unterdrücken. Dem wurde das Studiendesign angepaßt. Die 600 Studienteilnehmer erhalten 3 Jahre lang doppelblind randomisiert oral einmal täglich entweder Placebo oder 1 g 5-ASA (Mesalazin als aktiver Metabolit des Sulfasalazin, Salofalk®). Ziel ist es, die hohe Rezidivrate kolorektaler Polypen zu reduzieren. Gelingt dies, so wäre nach Schmiegel der Nachweis erbracht, daß sich mit Mesalazin dem Dickdarmkrebs vorbeugen läßt, «denn die Hemmung der Polypenbildung kommt direkt einer Karzinomprävention gleich», erklärte der Gastroenterologe in Titisee. Rund 300 Patienten sind bereits rekrutiert worden; mit den Studienresultaten wird für das Jahr 2003 gerechnet.

Läßt sich die Theorie der Krebsprävention unter Mesalazin bestätigen, so dürfte dies nach Schmiegel eine spannende neue Perspektive der Krebsprävention eröffnen. Denn die bisherigen Möglichkeiten und speziell die Gabe von ASS tragen ein nicht unerhebliches Nebenwirkungsrisiko. Gefürchtet werden inbesondere gastrointestinale Ulzera. Diese Gefahr besteht bei Mesalazin, das praktisch lokal wirksam wird, nach Schmiegel nicht. Man hätte mit diesem Wirkstoff möglicherweise das «ASS für den Darm» und zumindest eine deutlich verträglichere Behandlungsalternative gefunden.

Die Hoffnungen der Forscher sind nicht unrealistisch, da ASS und Mesalazin wahrscheinlich beide über den gleichen Weg agieren. Im Vordergrund steht die Entzündungshemmung, die durch Hemmung des Enzyms Cyclooxigenase (COX) vermittelt wird. Insbesondere COX-2 hat aber, gesteuert über das APC-Gen (adenomatöse Polyposis-Gen), direkt Einfluß auf Wachstumsprozesse. Bei entsprechender Genmutation hemmt es die Apoptoserate und bewirkt damit eine Zellproliferation. Eine Hemmung der (durch die APC-Mutation gesteigerten) COX-2 Aktivität, wie sie offenbar durch ASS und Mesalazin vermittelt wird, durchbricht diesen Prozeß. Sie steigert die Apoptoserate und bewirkt dadurch, so Schmiegel, eine Abnahme der Zellproliferation. «Auf diesem Wege kann wahrscheinlich, so hoffen wir, die Wachstumskontrolle zurückgewonnen und eine effektive Prävention des Kolonkarzinoms erwirkt werden», meinte der Mediziner abschließend.

Literatur

1 Reinacher-Schick A, Seidensticker F, Petrasch S, Schmiegel W: Mesalazin (5-ASA) induziert Apoptose in Kolonmukosa bei Patienten mit sporadischen Kolonpolypen. Deutsche Gesellschaft für Verdauungs- und Stoffwechselkrankheiten, 4. Winterkurs Lebertumoren. Hannover, 13.–14. Febr. 1998.
2 Neugut AI, Jacobson JS, Ahsan H, et al: Incidence and recurrence rates of colorectal adenomas: A prospective study. Gastroenterology 1995;108:402–408.
3 DuBois RN, Smalley WE: Cyclooxygenase, NSAIDs, and colorectal cancer. J Gastroenterol 1996;31:898–906.
4 Koutsos MI, Shiff StJ, Qiao L, Rigas B: Aspirin and other NSAIDs inhibit the proliferation of colon adenocarcinoma cells: Effects on cell cycle and apoptosis. Gastroenterology 1995;108(suppl):A492.
5 Giardiello FM: NSAID-induced polyp regression in familial adenomatous polyposis patients; in DuBois RN, Giardiello FM (eds): NSAIDs, Eicosanoids, and the Gastroenteric Tract. Gastroenterol Clin North Am vol 25. Philadelphia, Saunders, 1996, p 349.

Anfragen sind zu richten an:
Lenze + Partner
Frau Jasmin Eickhoff
Kommunikation für Gesundheit und Umwelt
Hansaring 97
D-50670 Köln

Eradikation von H. pylori: Tripelschemata jetzt gleichwertig

Zur Eradikation von Helicobacter pylori gilt derzeit die siebentägige Tripeltherapie – bestehend aus einem Protonenpumpenhemmer (PPH) und zwei der drei Antibiotika Clarithromycin, Metronidazol und Amoxicillin – als effektivste Therapieoption zur Heilung peptischer Ulzera. Nachdem Metronidazol bisher nur den Stellenwert eines Reserveantibiotikums hatte, wurden jetzt im Rahmen des europäischen Zulassungsverfahrens (dezentrales Verfahren) für Pantoprazol (Pantozol®, Byk Gulden, Konstanz) alle drei Tripelschemata als gleichwertig eingestuft.

Helicobacter pylori ist bei 70% aller Patienten mit Ulcus ventriculi und bei ca. 95% aller Patienten mit Ulcus duodeni das pathogene Agens. Nach den Richtlinien der «European Helicobacter Pylori Study Group» (EHPSG) wird die Eradikationstherapie vor allem bei diesen Patienten empfohlen. Aufgrund des europäischen Zulassungsverfahrens kann der Arzt jetzt von Fall zu Fall entscheiden, welches Therapieschema er einsetzt. Pantoprazol ist als einziger Protonenpumpenhemmer bei den drei Tripelregimes zur Zweimalgabe sowohl bei Ulcus duodeni als auch Ulcus ventriculi zugelassen.

Bei jedem Tripelregime wird der Protonenpumpenhemmer zusammen mit den beiden Antibiotika jeweils 2mal pro Tag verabreicht, was eine hohe Patientencompliance gewährleistet. Die Kombination des PPH mit den generischen Antibiotika Amoxicillin und Metronidazol (PAM-Regime) ist die preisgünstigste, zeigt aber auch etwas geringere Eradikationsraten als die anderen beiden Schemata. Die Kombinationen mit Clarithromycin und Metronidazol (PCM) bzw. Amoxicillin und Clarithromycin (PAC) sind klinisch äquivalent. In Regionen, wo die Resistenzquote von Helicobacter pylori gegen Metronidazol über 30 Prozent liegt, ist das PAC-Regime zu bevorzugen.

Das führende Eradikationsschema war 1997 nach IMS-Daten (Institut für Medizinische Statistik, Frankfurt) mit 50% die Kombination eines PPH mit Clarithromycin und Metronidazol. Das PAM-Regime wurde in 10% und das PAC-Schema in 30% der Fälle angewendet. Die ursprünglich empfohlene

KARGER

Fax (07 61) 4 52 07 14
www.karger.com
This article is accessible online at: http://BioMedNet.com/karger

und 1995 noch dominierende Dualtherapie (Säureblocker plus ein Antibiotikum) spielt zur Zeit nur noch eine untergeordnete Rolle. Auch H_2-Blocker werden der Auswertung zufolge nur noch in wenigen Fällen eingesetzt.

Literatur

1 Schröder-Bernhardi: Die Helicobacter-pylori-Eradikation in deutschen Praxen: eine Studie auf Basis von MediPlus Pro < (400 EDV-Praxen). Ludwigshafen, Pressekonferenz, 18. September 1997.

2 Adamek RJ: Aktuelle Helicobacter-pylori-Eradikation: klinische Daten zu Pantoprazol (Pantozol). Ludwigshafen, Pressekonferenz, 18. September 1997.

Anfragen sind zu richten an:
Cramer-Gesundheits-Consulting GmbH
Andrea Haub (0 69/31 40 53 13)
Dr. Klaus Veit (0 69/31 40 53 28)
Bolongarostraße 82
D-65929 Frankfurt

Internationaler Workshop «From reflux to Barrett's carcinoma» 23.–25. März 1998, European Surgical Institute, Norderstedt

Demeestersches Diktum: «Ohne Galle kein Adenocarcinom beim Barrett-Ösophagus»

Das Barrett-Syndrom ist durch einen Ersatz von Plattenepithel durch metaplastisches Zylinderepithel im distalen Ösophagus gekennzeichnet. Der Barrett-Ösophagus stellt die Verbindung einer äußerst häufigen Erkrankung (der gastroösophagealen Refluxkrankheit – GERD) mit einem der tödlichsten und am schnellsten wachsenden Tumoren dar: dem ösophagealen Adenocarcinom. Der gesamte Erkrankungskomplex stand im Mittelpunkt eines international besetzten Workshops, der vom 23.–25. März im *European Surgical Institute* in Norderstedt bei Hamburg stattfand. Besondere Aufmerksamkeit fand hierbei die von Prof. Dr. *T. R. Demeester* (Los Angeles) vorgetragene pathogenetische Synopsis des Entwicklungsweges von der Barrett-Schleimhaut bis zum Adenocarcinom, die, mit kritischen Anmerkungen zu bestimmten therapeutischen Prinzipien gespickt, in ihrer hypothetischen Stringenz manche der anderen Experten zum Widerspruch reizte.

1. Gastroösophagealer Reflux. Es ist heute eindeutig, so Demeester, daß die ersten Barett-Veränderungen im Rahmen eines gastroösophagealen Säurerefluxes auftreten [1]. Das Plattenepithel des unteren Ösophagus wandelt sich als Reaktion auf Säure in Zylinderepithel um. In Langzeitbeobachtungen konnte dies erstmals Anfang der 90er Jahre bei pädiatrischen Patienten mit Ösophagusplastik nachgewiesen werden [2]. Weitere Belege für den kausalen Zusammenhang zwischen Säurereflux und Barrett-Ösophagus sind z. B. Studien, die zeigten, daß GERD-Patienten ohne Zylinderepithel seltener Säurereflux und andere Zeichen der Refluxkrankheit zeigen als Patienten mit Barrett-Schleimhaut. Oder umgekehrt: Je ausgeprägter und chronischer der gastroösophageale Säurereflux ist, um so häufiger kommt es zu einem prämalignen Barrett-Ösophagus. Schließlich, so Demeester, finden sich mit Ausdehnung der Barrett-Schleimhaut zunehmend auch entzündliche Veränderungen, also eine Ösophagitis. Doch es kommt auch zu ersten funktionellen Einbußen, wie zahlreiche Studien zeigen: je mehr nämlich die (entzündliche) Umwandlung des Epithels im unteren Ösophagusdrittel fortschreitet, um so mehr verkürzt sich der abdominelle- und der Gesamtsphinkter, und eine fortschreitende Abnahme des Sphinkterdrucks tritt auf. Folgen: Etwa 90% aller Patienten haben eine Störung der mechanischen Sphinkterfunktion und 93% eine erhöhte ösophageale Säureexposition bei der 24-Stunden-pH-Metrie [3].

2. Duodenogastroösophagealer Reflux. Auf dem weiteren Weg zu Dysplasie und Adenocarcinom kommt nun ein weiterer, ebenfalls gut belegter, entscheidender pathogenetischer Faktor ins Spiel, nämlich die Gallenflüssigkeit. Es zeigt sich, daß bei Patienten mit Barrett-Metaplasie gehäuft Gallenflüssigkeit im Ösophagus nachweisbar ist, was gewöhnlich nicht vorkommt [4]. Übrigens kann dabei durchaus ein normaler pH im Ösophagus vorliegen! Im Rahmen des fortschreitenden metaplastischen Umbaus treten Becherzellen in der Barrett-Schleimhaut auf. Zahlreiche Studien konnten in den letzten Jahren zeigen, daß es weder bei alleinigem gastroösophagealem Reflux (Säure) noch bei alleinigem duodenoösophagealem Reflux (Galle) zu einer ausgeprägten metaplastischen Becherzellenbildung kommt, sondern vor allem dann, wenn ein kombinierter Reflux aus Magen und Zwölffingerdarm vorliegt, resümierte Demeester. Pathogenetisch entscheidend ist also eine synergistisch wirkende Kombination aus Säure und Gallenflüssigkeit, die bei Barrett-Patienten häufig nachweisbar ist, sogar etwa fünfmal häufiger als bei Patienten mit alleiniger säurebedingter Ösophagitis. Auch die Häufigkeit eines komplizierten Barrett-Ösophagus hängt von dieser synergistischen Säure-Galle-Wirkung ab. Und natürlich spielt die Expositionsdauer eine bedeutende Rolle, denn Becherzellen brauchen mindestens fünf bis sieben Jahre, um in der Barrett-Schleimhaut nachweisbar zu werden.

3. Adenocarcinom. Während also im ersten Schritt der Pathogenese des Barrett-Syndrom die Säure und im zweiten die synergistische Wirkung von Säure und Gallenflüssigkeit entscheidend sind, so faßte Demeester zusammen, spielt bei der Entwicklung von Dysplasie und Adenocarcinom die Gallenflüssigkeit die entscheidende Rolle. In zahlreichen Studien konnte gezeigt werden, daß es zwischen Gallen-Expositionsausmaß und Häufigkeit von Dysplasien im Ösophagusepithel eine signifikante Korrelation gibt, wobei die Gallenflüssigkeit der inzidenzbestimmende Faktor zu sein scheint. In Krebsmodellen zur Entwicklung von Adenocarcinomen konnte gezeigt werden, daß sich unter alleinigem Galleneinfluß (+ Carcinogen) rund 87% Adenocarcinome entwickeln, unter kombiniertem Einfluß von Galle und Säure jedoch nur 30% [5]. Der Säurereflux hatte bei diesem Experiment also einen protektiven Einfluß! Einfach deshalb, und dies ist schon seit vielen Jahren bekannt, weil bei steigendem pH einer Lösung der Anteil gelöster Gallensäuren absinkt, ihre Toxizität also abnimmt. Die Ursache der Toxizität der Gallenflüssigkeit in vivo ist bis heute nicht eindeutig geklärt, zahlreiche Mechanismen werden diskutiert. Subsummiert man diese Befunde, so Demeester, erscheint es heute als sicher, daß Bestandteile der Gallenflüssigkeit die wichstigsten Faktoren der Adenocarcinogenese in der Speiseröhre sind, die Gallenbestandteile sind also Promotoren des Carcinoms.

Literatur

1 Halvorsen JF: The 'Barrett syndrome' (the columnar-lined lower oesophagus): An acquired condition secondary to reflux oesophagitis. A case report with discussion of pathogenesis. Acta Chir Scand 1975;141:683–687.

2 Lindahl H, et al: Cervical Barrett's esophagus: A common complication of gastric tube reconstruction. J Pediatr Surg 1990;25:446–448.

3 Clark GW, et al: Surgical management of Barrett's esophagus. Ann Chir Gynaecol 1995;84:139–144.

4 Kauer WK, et al: Does duodenal juice reflux into the esophagus of patients with complicated GERD? Evalution of a fiberoptic sensor for bilirubin. Am J Surg 1995;169:98–103.

5 Ireland AP, et al: Gastric juice protects against the development of esophageal adenocarcinoma in the rat. Ann Surg 1996;224:358–370.

Anfragen sind zu richten an:
European Surgical Institut
Dr. J. Brenner
Hummelsbütteler Steindamm 71
D-22851 Norderstedt
Tel. 0 40/52 97 32 30
Fax 0 40/52 97 32 39

Chirurgische Gastroenterologie
mit interdisziplinären Gesprächen

Chir Gastroenterol 1998;14:165–168

Atlas der Koloproktologie
Herausgeber: *V. Wiener, H. Mlitz*
Blackwell Wissenschafts-Verlag Berlin–Wien, 1997
152 S., 200 meist farbigen Abb., DM 98,–/ÖS 715,–/sFr 90,50
ISBN 3-89412-325-7

Ein Dermatologe und ein ausschließlich koloproktologisch tätiger Allgemeinmediziner haben anhand ihrer langjährigen Erfahrungen und einer dabei angelegten großen Sammlung von Diapositiven einen Atlas vorgelegt, der besonders im Bereich anorektalen Erkrankungen ein überzeugendes und instsruktives Bildmaterial darstellt. Das im allgemeinen etwas vernachlässigte Gebiet der Proktologie wird in allen seinen Vielfältigkeiten dargestellt. Der Text beschränkt sich auf die Legenden zu den Abbildungen.
Leider sind die «koloskopischen» Bilder in ihrer Schärfe und Aussagekraft nicht ganz so überzeugend. Das ist wohl im wesentlichen dadurch bedingt, daß das Bildmaterial noch über Glasfaserinstrumente gewonnen wurde. Hier ließen sich bei einer Neuauflage sicher Verbesserungen erreichen.
Abgesehen von dieser Anmerkung ist der Atlas ein wertvoller Ratgeber für alle Kollegen, die sich mit koloproktologischen Fragestellungen zu befassen haben.

H. Bosseckert, Jena

Chirurgische Facharztweiterbildung
Operationsatlas zu den geforderten operativen Verfahren
Band 1: Allgemeinchirurgie, Thoraxchirurgie, Unfallchirurgie: Obere Extremität, Gefäßchirurgie
Herausgeber: *M. Rehner, H. J. Oestern*
Thieme, Stuttgart, 1997
617 S., 1055, größtenteils farb. Abb., DM 348,–
ISBN 3-13-102951-X

Der Band 1 des dreibändigen Lehrbuchs und -atlas möchte die jungen Chirurginnen und Chirurgen auf dem Weg der Weiterbildung bis zum Facharzt begleiten. Dargestellt werden die Schwerpunkte Viszeral-, Unfall- und Gefäßchirurgie, ergänzt durch Thorax-, plastische- und Unfallchirurgie. Diese Darstellung entspricht den Anforderungen der neuen Weiterbildungsordnung der Ärztekammern. Diese Bände stellen kein neues Buch dar, sondern es handelt sich um einen Extrakt aus folgenden Operationslehren: Chirurgische Operationslehre von Kremer, Lierse, Platzer, Schreiber, Weller; Chirurgische Operationen von Kremer, Schumpelick, Hierholzer; Operative Zugangswege in Orthopädie und Traumatologie von Bauer, Kerschbaumer, Poisel; Orthopädische Operationslehre von Bauer, Kerschbaumer, Poisel und die Chirurgische Naht von Nockemann.
Die Auswahl von Bild und Text folgt didaktischen Vorstellungen, wobei Wort und Bild eindeutig und klar sind und die Abbildungen realistisch, anatomisch kompetent und praktisch umsetzbar. Bei der Darstellung von Bild und Text steht das farbige Aquarell im Vordergrund. Dies ist ein neuer Weg zwischen konventioneller Mischung von Text und Bild sowie einem Atlas und spiegelt die Anliegen des chirurgischen Alltags wider. Der Band beginnt mit allgemeinen technischen Grundlagen wie chirurgische Nahtverfahren. Es folgt die Darstellung der speziellen Erkrankungen und Behandlungsverfahren, beginnend mit Kopf/Hals, sich fortsetzend mit Brustwand, Brusthöhle, Bauchwand, Bauchhöhle und endend mit Stütz- und Bewegungsapparat – obere Extremität sowie Gefäß- und Nervensystem. In diese Teile sind auch die Eingriffe an der Hand und den Fingern eingeschlossen.
Es handelt sich um eine komprimierte und kompetente Operationslehre, die tatsächlich den Anforderungen der jungen Chirurgen in allen Punkten entspricht. Die größtenteils farbigen Abbildungen sind sehr eindrucksvoll und entsprechen allen Anforderungen an die Topographie. Dieser Band 1 ist ein Muß für jede junge Chirurgin und jeden jungen Chirurgen. Er eignet sich auch zum Nachschlagen für den Facharzt, der sich eine Operationslehre von über 10 Bänden nicht leisten kann oder will. Der Preis ist sehr günstig.

K.-J. Paquet, Hannover

Chirurgische Facharztweiterbildung
Operationsatlas zu den geforderten operativen Verfahren
Band 3: Schwerpunkt Weiterbildung Allgemeinchirurgie, Thoraxchirurgie, Unfallchirurgie: Wirbelsäule und Becken. Gefäßchirurgie
Herausgeber: *M. Rehner, H.-J. Oestern*
Thieme, Stuttgart, 1997
Preis 348,– DM
ISBN 3-13-102971-4

Der vorliegende Operationsatlas mit seiner topographischen Gliederung Thoraxchirurgie, Viszeralchirurgie, Traumatologie und Gefäßchirurgie gibt einen hervorragenden Überblick der geforderten operativen Verfahren und kann als Leitfaden für Facharztweiterbildung angesehen werden. Die gelungene Verknüpfung des verständlichen Textes, begleitet von hervorragendem Bildmaterial zu jedem Kapitel ist hervorzuheben.
Diagnostik und Therapie des Thoraxtraumas gehören zu den alltäglichen Aufgaben der allgemeinen Chirurgen. Eine entsprechende Ausbildung bzw. Weiterbildung ist unbedingt erforderlich. Die aufgeführten Erkrankungen und Behandlungsverfahren sollten je-

dem Facharzt für Chirurgie geläufig sein. Die Kenntnis der Schwerpunkte in der Viszeral- und Allgemeinchirurgie des Bewegungs- und Stützapparates und der Gefäßchirurgie als Grundpfeiler der Chirurgie geben gut die erforderliche breite Basis wieder, die für eine gute Versorgung unverzichtbar ist. Als Leitfaden der gültigen Standards ist das Buch sehr zu empfehlen. Der Preis ist angemessen.

J. Dierschke, Tangermünde

Diagnosis and Treatment of Hepatocellular Carcinoma
Editors: *T. Livraghi, M. Makuuchi, L. Buscarini*
Greenwich Medical Media, London 1997
455 p., 500 fig.
ISBN 1-900-15130-8

Das Triumvirat eines Radiologen, Allgemein-, Visceral- und Transplantationschirurgen sowie eines Gastroentorologen haben ein hervorragendes Buch über die Diagnose und Behandlung des hepatozellulären Karzinoms in ebenso einmaliger Ausstattung herausgebracht und sich dabei der Mitarbeit zahlreicher international bekannter Autoren aus Italien, Spanien, Frankreich, Südkorea, Ja pan, China und den USA gesichert. Es ist in 5 Großkapitel aufgeteilt: Grundlegende bzw. Grundlagenaspekte, klinische Betrachtungen, Diagnose, Behandlung und als Sonderform die Abhandlung des fibrulamellären hepatozellulären Karzinoms.
Keine aktuelle diagnostisch und therapeutische Maßnahme ist vergessen worden. Jedes Kapitel ist mit hervorragenden Abbildungen und Tabellen ausgestattet und endet mit einem relativ umfangreichen Literaturverzeichnis. Es ist bemerkenswert, daß in Italien Chefärzte von Allgemeinkrankenhäusern in der Lage sind, Resultate an der vordersten Front des Fortschritts zu erreichen und dabei internationalen Standard und kosmopolitische Kooperation in höchsten Maße vorantreiben. Dieses Buch wird jeder Gastroenterologe, Immunologe, Radiologe, Nuklearmediziner sowie Viszeral- und Transplantationschirurg mit großem Gewinn lesen. Es wird den Horizont auch erfahrener, langjähriger Spezialisten erweitern und ist daher ohne Einschränkung zu empfehlen. Sein Preis ist angemessen.

K.-J. Paquet, Hannover

Lehratlas der Gastroskopie: Untersuchungstechnik und Befundinterpretation bei Ösophago-, Gastro- und Duodenoskopie
Herausgeber: *B. Block, P. N. Meier, P. Manns*
Thieme, Stuttgart, 1997
ISBN 3-13-106321-1

Die Endoskopie des oberen Verdauungstraktes mit diagnostischer oder therapeutischer Zielstellung erfordert eine fundierte Ausbildung des endoskopierenden Arztes. Die Zeiten, eine solche Technik als Autodidakt zu erlernen, gehören längst der Vergangenheit an. Neben praktischen Kursen und dem Erlernen an der Seite eines erfahrenen Lehrers sind Bücher ein wichtiges Hilfsmittel. Es gibt wenige umfassende Lehrbücher, die für den Anfänger geeignet sind. Eines davon wird mit dem Lehratlas der Gastroskopie vorgelegt. Es beschreibt umfassend und anschaulich, was der Anfänger wissen muß und was der Fortgeschrittene gelegentlich repetieren sollte. Vom Aufbau des Gerätes und seiner Bedienung bis zur Befunderstellung und Dokumentation ist alles enthalten. Das Buch gliedert sich in 4 Abschnitte (Allgemeines, Untersuchungsgang, pathologische Befunde, Interventionen). Im Kapitel «Allgemeines» sind u. a. die Indikationen, Kontraindikationen, die Aufklärung, die Prämedikation und die Notfallausrüstung für eine Endoskopie enthalten. Im Kapitel «Untersuchungsgang» wird viel Wert auf die Orientierung des Endoskopikers im Hohlorgan und auf die Beziehungen zu den Nachbarorganen gelegt. Dies wird durch aufwendig gezeichnete, überwiegend dreidimensional und farbig gestaltete Schemata erreicht, die zu dem Endoskop, dem Röntgenbild, dem endoskopischen Bild und verschiedentlich zum Computertomogramm in Beziehung gesetzt werden. Dabei wird nicht nur das Hohlorgan erfaßt, sondern auch die Beziehungen zu den angrenzenden Organen wie Atemwege, Leber, Galle und Gefäße. Parallel angeordnete Farbtafeln von Endoskoplage und endoskopischem Bild führen den Leser schrittweise durch den oberen Verdauungstrakt und machen ihn auf diese Weise mit dem endoskopischen Aspekt eines normalen Befundes vertraut. Im Kapitel «pathologische Befunde» wird das Nebeneinander von schematischer Grafik und endoskopischem Bild beibehalten. Die Grafiken verdeutlichen insbesondere dem Anfänger manches endoskopische Bild und schärfen den Blick für diskrete Veränderungen. Der Text ist entsprechend dem Anliegen eines Lehratlas knapp, enthält aber die wichtigsten systematischen Einteilungsprinzipien pathologischer Veränderungen. Das Kapitel «Interventionelle Endoskopie» ist kurz und behandelt die obere Gastrointestinalblutung und die endoskopische Sondenlegung. Beides sind Techniken, mit denen der Endoskopiker frühzeitig konfrontiert wird. Insbesondere die Therapie der Blutung muß bald zum Repertoire des angehenden Endoskopikers gehören.
Das Buch ist sehr anschaulich gestaltet und macht Freude beim Lesen. Obwohl die Endofotografien von etwas unterschiedlicher Qualität und Farbgebung sind, eignet sich der überwiegende Teil sehr gut, um dem Lernenden das typische Bild des normalen und pathologischen Befundes zu demonstrieren. Manche dreidimensionale Grafik muß man etwas länger betrachten, um sie gedanklich mit dem Endoskop durchfahren zu können. Das Anliegen der Autoren ist aber klar: Der Endoskopiker soll nicht nur das Hohlorgan im Blickfeld haben, sondern bei jeder Endoskopie auch die Umgebung gedanklich einbeziehen. Dieses Buch kann jedem endoskopierenden Kollegen empfohlen werden, insbesondere sollte aber der Lernende nicht auf diese Hilfe verzichten.

S. Liebe, Rostock

Techniques in Liver Surgery
Editors: *A. Mazziotti, A. Cavallari*
Greenwich Medical Media, London 1997
370 p., 200 fig., $ 125.–
ISBN 1 900151 251

Die Leberchirurgie hat sich während der letzten 30 Jahre von einem gefährlichen und risikoreichen Eingriff, den nur wenige Chirurgen beherrschen, zu einem kalkulierbaren und standardisierten Verfahren entwickelt, das in fast allen Krankenhäusern angewandt wird. Sie fand darüber hinaus ihren Höhepunkt in der routinemäßigen Anwendung der Lebertransplantation. Ein Pionier auf diesem Gebiete ist der Italiener Prof. Dr. Giuseppe Gozzetti mit seiner chirurgischen Schule in Bologna in Italien. Insbesondere in den letzten 10 Jahren seines Lebens hat er sich diesem Schwerpunkt gewidmet und 1995 ein Buch über diese Thematik geplant, das er leider nicht mehr fertigstellen konnte. Daher hat seine Mannschaft – unterstützt von internationalen Experten – dieses Werk jetzt vollendet. Es teilt sich auf in die Sektionen Anatomie, Standard und komplizierte Techniken der Leberresektion. Daran schließen sich Techniken mit vaskulärem Ausschluß der Leber und solche mit Einbeziehung der retrohepatischen Vena cava in den Tumor an. Es folgen allgemeine Aspekte wie z.B. die Einschätzung der verbleibenden Leberreserve, der Leberchemie, die Technik der intraoperativen Sonographie, die die Fortschritte der Leberchirurgie wesentlich beeinflußt hat, und schließlich die Möglichkeit der präoperativen Embolisation eines Astes der Vena porta, um die Regenerationsfähigkeit der Leber anzuregen. Weitere Kapitel sind der Chirurgie der Leber bei Zysten – nichtparasitäre und parasitärer Herkunft – und beim Lebertrauma gewidmet. Es folgen noch 4 weitere Kapitel. Sie befassen sich mit der intraarteriellen lokoregionären Chemotherapie, der Resektion von Klatzkin-Tumoren, ausgedehnte Leberresektionen unter Anwendung der hypothermen Perfusion und schließlich von standardisierten und besonderen Techniken der Lebertransplantation. Das Buch schließt mit einem kurzen Überblick über die Geschichte der Leberchirurgie und einem Sachverzeichnis ab. Besonders bemerkenswert sind in diesem Buch die großen und hervorragenden farbigen Abbildungen. Obwohl sie gezeichnet sind, wirken sie, als kämen sie direkt aus dem Operationssaal, was ihr Vergleich mit tatsächlichen Operationsfotos, die natürlich auch vorhanden sind, beweist. Besonders komplizierte Zugänge sind durch exzessiv vergrößerte Darstellungen sehr vereinfacht dargestellt, so daß sie die Chirurgie der Leber wesentlich erleichtern. Diese Buch hat keine Vorgänger und wird wahrscheinlich auch keine Nachfolger haben. Es ist einfach einmalig. Es ist ebenso zum Studium der Leberchirurgie für den beginnenden Leberchirurgen als auch für den Meister geeignet, der sich bei besonderen Situationen, von denen der Chirurg ja immer wieder überrascht wird, durchaus noch Rat holen kann. Jedes Kapitel schließt mit einem umfangreichen Literaturverzeichnis ab. Interessant ist, daß die Leberchirurgie bereits im 2. Jahrhundert vor Christus in der Toskana, dem ehemaligen Etrurien, begann und inzwischen diesen Höhepunkt erreicht hat. Das Buch ist ein Muß für jeden Chirurgen. Es wir ohne jede Einschränkung empfohlen. Sein Preis ist eher günstig als angemessen.

K.-J. Paquet, Hannover

Chirurgie
4., völlig überarb. und erw. Aufl.
Herausgeber: *R. Häring, H. Zilch*
Walter de Gruyter, Berlin, 1997
106 S., mit 136 überwiegend 2farb. Abb., 59 Tab., DM 136,–
ISBN 3-11-014988-5

Der inzwischen emeritierte Allgemein-, Viszeral- und Gefäßchirurg Professor Dr. Rudolf Häring, Berlin, und der Unfall-, Wiederherstellungs- und Handchirurg Professor Zilch, Goslar, haben gemeinsam mit ihren ehemaligen und jetzigen Mitarbeitern und wenigen zusätzlichen Experten die 4. Auflage des umfangreichen Lehrbuchs «Chirurgie» vorgelegt. Es ist Herrn Prof. Dr. Dr. h.c. R. J. A. M. van Dongen, Amsterdam, in Verehrung und Freundschaft gewidmet. Das Buch zeigt, daß der Fortschritt in der Chirurgie unaufhaltsam ist. Deswegen mußten alle Beiträge neu überarbeitet werden. Als zusätzliche Kapitel sind Minimalinvasive Chirurgie, Qualitätssicherung in der Chirurgie, Alterschirurgie, chirurgische Verbandslehre, Begutachtungsfragen und eine Zusammenstellung der wichtigsten Labordaten ergänzt worden. Das Buch beginnt mit der speziellen chirurgischen Krankenuntersuchung, setzt sich fort mit der Darstellung der bildgebenden Verfahren, der Endoskopie und der medizinischen Dokumentation. Daran schließen sich Kapitel über chirurgische Forschung, Qualitätssicherung, Wundbehandlung, Verbandslehre, Verbrennungslehre, chirurgische Infektionslehre, Sepsis, Antisepsis, Hospitalismus, Antibiotikatherapie, HIV-Infektion und Chirurgie, chirurgischer Eingriff mit Indikationen, Kontraindikationen und Pathophysiologie sowie prä- und postoperative Behandlung an. Weitere Kapitel sind der klinischen Transfusionsmedizin, der Hämostase, Thrombose, Embolie, Anaesthesie und Schmerzbehandlung, Erstversorgung von Notfällen, Schock und Wiederbelebung, physikalischer Medizin und Rehabilitation, Laser in der Chirurgie, Chirurgie im Alter, chirurgische Onkologie, Transplantations- und minimalinvasiver Chirurgie gewidmet. Daran schließt sich von Kopf bis Fuß die Abhandlung der Allgemein-, Kiefer-, Viszeral-, endokrinen- und Kinderchirurgie an. Weitere Kapitel sind der Darstellung der Urologie, der plastischen und Unfallchirurgie sowie der Hand- und Mikrochirurgie gewidmet. Es folgt die Darstellung der Chirurgie der Sehnen, Bursen, Ganglien, der Knochentumoren sowie die Darstellung der Nachbehandlung von Verletzungen und Operationen am Bewegungsapparat. Das Buch schließt mit Kapiteln über Versicherungen und Begutachtungen, labormedizinische Diagnostik, weiterführende Literatur und einem ausführlichen Sachregister ab. Wiederum ist Häring und Zilch eine umfassende Darstellung des explodierenden Fachgebietes Chirurgie gelungen. Bei der Lektüre zahlreicher Kapitel wird man richtig gefesselt. Die größtenteils mehrfarbigen Abbildungen illustrieren das dargestellte Wissen sehr anschaulich. Gleiches gilt für die Röntgenbilder und Tabellen. An den Rändern jeder Seite findet sich eine Zusammenfassung bzw. schematische Darstellung des umfassenden Inhalts zur Kurzinformation bzw. zur Repetition. Dieses Buch ist nicht nur eine lohnende Lektüre für den angehenden Staatsexamenskandidaten und Facharzt für Chirurgie. Zahlreiche erfahrene Chirurgen werden ihr nicht mehr aktuelles Wissen gern damit auffrischen. Ihm ist eine weite Verbreitung zu wünschen. Der Preis ist sehr günstig.

K.-J. Paquet, Hannover

Therapie von Leber- und Gallenkrankheiten

W. F. Caspary, U. Leuschner, S. Zeuzem (Hrsg.)

Springer, Berlin, 1997
405 S., DM 98,–
ISBN 3-540-62851

Die «Therapie von Leber- und Gallenerkrankungen» ist überwiegend von Mitarbeitern und Schülern der II. Medizinischen Klinik in Frankfurt verfaßt worden. Damit ist die Vermittlung einer weitgehend einheitlichen Lehrmeinung verbunden. Lehrbücher aus einer einheitlichen Schule sind heute eine Seltenheit. Im vorliegenden Buch findet die Erfahrung langjähriger wissenschaftlicher Arbeit auf dem Gebiet von Leber- und Gallenerkrankungen in Frankfurt ihren Niederschlag. Die Erkrankungen der Leber, der Gallenblase, der Gallenwege und die Komplikationen dieser Erkrankungen werden durch Kapitel über die Lebertransplantation und über sozialmedizinische Aspekte ergänzt. Sozialmedizinische Aspekte sind besonders bei vielen Lebererkrankungen von großer Bedeutung und finden in vergleichbaren Publikationen vielfach keine Berücksichtigung. Der Titel des Buches ist etwas irreführend, da sich die einzelnen Kapitel nicht nur auf die Therapie beschränken, sondern Epidemiologie, Pathogenese, klinisches Bild und die Diagnostik ebenfalls behandeln. Das Schwergewicht liegt jedoch eindeutig auf Fragen der Therapie. Das Buch verzichtet auf Abbildungen und eine üppige Ausstattung, besticht aber durch seine Sachlichkeit, Übersichtlichkeit und Aktualität. Es überrascht mit vielen Hinweisen, die aus der unmittelbaren praktischen Arbeit am Patienten entsprungen sind. Dieses Buch kann allen Kollegen sehr empfohlen werden, die Patienten mit Erkrankungen der Leber und der Galle betreuen. Dies trifft für Allgemeinmediziner, Internisten, Chirurgen und Gastroenterologen gleichermaßen zu.

S. Liebe, Rostock

Atlas of Applied Internal Liver Anatomy
Atlas der angewandten inneren Anatomie der Leber

E. M. Gadzijev, D. Ravnik

Springer, Wien, 1996
204 p., 154 ausschl. farb. Abb., DM 298,–
ISBN 3-211-82793-5

Die Leber war bis Ende der 60er und Anfang der 70er Jahre ein Organ, das der Chirurg mied, wenn auch Leberoperationen bei Traumen unumgänglich waren. Die Leberchirurgie hat sich daher als eines der letzten chirurgischen Spezialgebiete während der vergangenen 2 Jahrzehnte dramatisch entwickelt. 1947 beschrieb Hjortsjö in Uppsala erstmalig die Gefäß- und Gallengangsstrukturen der Leber. Die Segmentanatomie der Leber machte jedoch Couinaud weltweit bekannt. Seine Publikationen stellten den größten Impuls für die Verbreitung der Leberchirurgie dar. Auf ihren Säulen konnte sich eine sichere, moderne Leberchirurgie entwickeln.

Die Professoren Gadzijev und Ravnik, Ljubljana, Slowenien haben die Kenntnis der Leberchirurgie durch die vorliegende Publikation erweitert und verfeinert. Ihr Atlas ist in zwei Teile gegliedert: Der erste, kürzere Teil beschreibt das Material und die Methoden, die sie zur Herstellung der Ausgußpräparate benutzen. Der zweite längere Teil besteht aus 4 Kapiteln, in denen das System der Vena portae, der Arteria hepatica, der Gallengänge und der Lebervenen dargestellt werden. Anhand der farbigen Ausgußpräparate werden die 4 Systeme beschrieben. Auf die Darstellung der normalen Anatomie folgt die der vielen Variationen. Dabei wird bei den meisten Darstellungen eine untere Sicht der Leberstrukturen bevorzugt, da sie dem Chirurgen sehr vertraut ist. Wird das Bild zu verwirrend, so sind schematische Schwarzweißzeichnungen der Strukturen unter jedem Farbbild hinzugefügt. Um das Farbbild noch besser verstehen zu können, enthält es in seiner linken Ecke eine verkleinerte Schwarzweißdarstellung der Leber, in der der rechteckige Ausschnitt rot markiert ist. Dies trägt sehr zum Verständnis der Bilder bei. Die Autoren leisten mit diesem Buch einen Beitrag zum hervorragenden Verständnis der Chirurgie der Leber. Chirurgen, aber auch Radiologen und andere mit dem Organ befaßte Mediziner, können sich innerhalb des Leberparenchyms leicht orientieren. Sie können krankhafte Prozesse der Leber besser verstehen und chirurgische Eingriffe besser und gefahrloser planen. Das hervorragend ausgestattete Buch ist ein Muß für jeden praktizierenden hepatobiliären Chirurgen. Seine Anschaffung empfiehlt sich auch für Radiologen und Hepatologen. Sein Preis ist angemessen.

K.-J Paquet, Hannover